La France et ses médecins dans les océans Indien et Pacifique du XVIe au XIXe siècle

Médecine à travers les siècles

Collection dirigée par le Docteur Xavier Riaud

L'objectif de cette collection est de constituer « une histoire grand public » de la médecine ainsi que de ses acteurs plus ou moins connus, de l'Antiquité à nos jours.
Si elle se veut un hommage à ceux qui ont contribué au progrès de l'humanité, elle ne néglige pas pour autant les zones d'ombre ou les dérives de la science médicale.
C'est en ce sens que – conformément à ce que devrait être l'enseignement de l'histoire –, elle ambitionne une « vision globale » et non partielle ou partiale comme cela est trop souvent le cas.

Dernières parutions

Xavier RIAUD, *Aux origines de l'odotologie médico-légale. Des « Sherlock Holmes » français…*, 2022.
Dominique LE NEN et Frédéric DUBRANA (dir.), *La médecine… art ou science ?*, 2022.
Pierre AUBRY et Bernard-Alex GAÜZÈRE, *La France et ses médecins aux Amériques du XVIe au XIXe siècle*, 2021.
Frédéric DUBRANA, *La naissance de la médecine opératoire en Occident. De Hammourabi au concile de Latran*, 2021.
Patrice PINET, *Les philosophes, la maladie et la médecine de Hegel à Michel Foucault*, 2021.
Patrice PINET, *Les philosophes, la maladie et la médecine d'Epicure à David Hume*, 2021.
Jacques VASSAULT, *Contribution à l'histoire de l'asile d'aliénés d'Évreux. Tome III : Les comportements*, 2021.
Michel A. GERMAIN, *La reconstruction du nez. Une longue histoire chirurgicale*, 2021.
Lauriane BAUMANN, *Étude de soldats de la Première Guerre mondiale inhumés à Spincourt. Estimation du sexe, de l'âge et état bucco-dentaire*, 2021.
Philippe MARRE (sous la dir. du président), *L'Académie Nationale de Chirurgie au service de l'histoire. Séances solennelles : articles et conférences*, 2021.
Françoise GUILLON-METZ, Mélanie GUÉRIN-BOYER, *Louis XIV un souverain diabétique, ou De Regis Gallicorum re medica*, 2021.
Xavier RIAUD, *Petit manuel historique de l'odontologie du sport*, 2021.
Michel A. GERMAIN, *Médecines antiques des Romains et des Germains. Confrontation et analyse*, 2021.

Pierre Aubry et Bernard-Alex Gaüzère

La France et ses médecins dans les océans Indien et Pacifique du XVIe au XIXe siècle

L'Harmattan

5-7, rue de l'Ecole-Polytechnique, 75005 Paris
http://www.editions-harmattan.fr
ISBN : 978-2-343-25294-0
EAN : 9782343252940

SOMMAIRE

INTRODUCTION

Cet ouvrage, qui est le troisième d'une série de quatre, retrace le rôle de la France et de ses médecins dans le monde, du XVIe au XIXe siècle. Après avoir traité, dans un premier ouvrage, du rôle des médecins, chirurgiens et pharmaciens dans les expéditions coloniales françaises au XIXe siècle en Afrique noire et à Madagascar[1], puis, dans un deuxième ouvrage de leur rôle aux Amériques du XVIe au XIXe siècle[2], nous traitons ici de La France et ses médecins dans les océans Indien et Pacifique du XVIe au XIXe siècle. Le dernier ouvrage de cette série traitera de La France et ses médecins en Extrême-Orient du XVIe au XIXe siècle. Beaucoup de destinations de ces médecins vous surprendront, car elles sont souvent méconnues et ont parfois été éphémères.

Alors que les expéditions coloniales en Afrique et à Madagascar étaient des expéditions de guerre et de colonisation, les expéditions menées dans les Amériques, les océans Indien et Pacifique et en Extrême-Orient ont tout d'abord été des expéditions de découverte et d'exploration. Mais elles entraînèrent rapidement des guerres sur mer et sur terre entre les puissances européennes, la France, le Royaume-Uni, l'Espagne, le Portugal ; puis sur terre contre les populations indigènes. Ces expéditions ont eu pour conséquence dans les océans Indien et Pacifique des expéditions guerrières comme la guerre franco-tahitienne de 1843 à 1847 ou comme les combats contre les Kanaks en Nouvelle-Calédonie, populations natives n'acceptant pas la présence française sur leur sol.

Au cours des siècles, les médecins, chirurgiens et apothicaires ont apporté leurs connaissances médicales - bien que très limitées - en ce qui concerne les traitements. Plusieurs catégories de personnels soignants ont participé à la médecine navale et coloniale française du XVIe au XIXe siècle : des chirurgiens des galères aux médecins des

---

[1] Aubry P, Gaüzère B-A. *Médecins et expéditions coloniales françaises au XIXe siècle (Afrique noire et Madagascar).* L'Harmattan 2020, 198 pages. IBSN : 978-2-343-19364-9

[2] Aubry P, Gaüzère B-A. *La France et ses médecins aux Amériques du XVIe au XIXe siècle.* Éditions L'Harmattan, 2021. 188 pages. ISBN : 78-2-343-24777-9

colonies, lesquels ont été précédemment évoqués dans l'ouvrage intitulé : la France et ses médecins aux Amériques du XVIe au XIXe siècle.

L'illustration de couverture est un tableau de Georges Dufour - médecin de Marine - qui représente un cargo mixte et un trois-mâts « Phares carrés ». En effet, c'est au XVIIe siècle que les techniques de construction des navires à voiles, uniquement propulsés par la force capricieuse des vents, ont atteint leur apogée. Mais, les variations imprévisibles des vents et des courants marins rendaient les manœuvres malaisées et la durée des voyages imprévisible. À la suite des travaux de Denis Papin (1647-1713) - un physicien français, diplômé en médecine de l'Université d'Angers - l'idée d'utiliser la force d'expansion de la vapeur d'eau pour la propulsion des navires germa dans l'esprit des ingénieurs et aboutit au début du XIXe siècle à la mise en service de navires équipés de machines à vapeur, bien plus rapides et bien plus fiables : une véritable révolution pour les expéditions maritimes.

Enfin, nous ne traiterons que sommairement de la France et de ses médecins, à l'île Bourbon – La Réunion, car nous l'avons déjà abondamment développé dans les deux tomes parus, en 2017, aux Éditions L'Harmattan, intitulés *Histoires de la médecine à l'île Bourbon – La Réunion.*

LA FRANCE DANS L'OCÉAN INDIEN

Découverte de l'océan Indien du XVIe siècle : la route des Indes

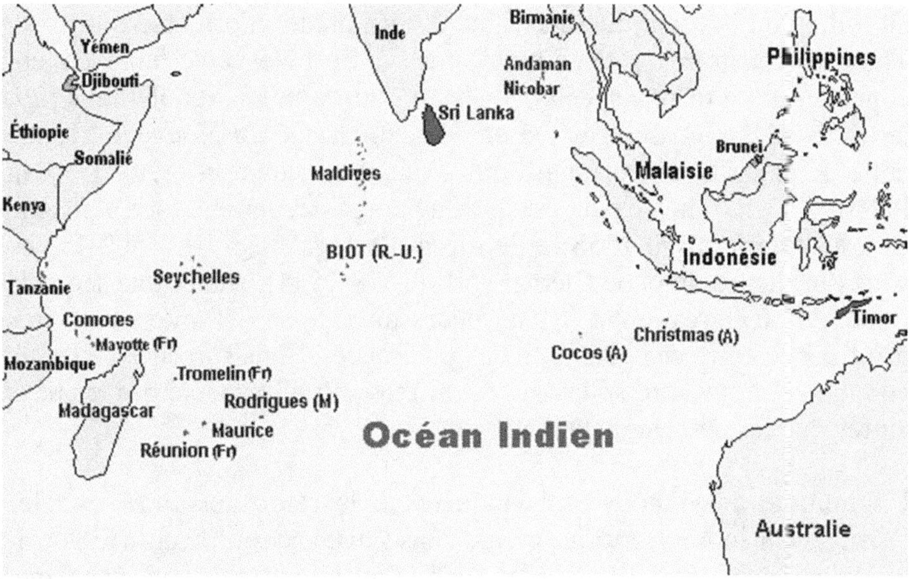

Figure 1 - Carte de l'océan Indien.

L'océan Indien ou mer des Indes s'étend sur une surface de 75 000 km², et recouvre un cinquième du globe terrestre. Il est limité à l'ouest par l'Afrique, au sud par l'océan Austral, à l'est par l'océan Pacifique-Sud et au nord par le sous-continent indien. Après la découverte des îles et des côtes de l'océan Indien et les tentatives de colonisation des puissances européennes, en particulier de la France[3] [4] [5] et de la Grande-Bretagne, les tentatives d'annexion des royaumes locaux ont entraîné

[3] Haudrère P. Présences françaises en Inde et dans l'océan Indien aux XVII et XVIIIe siècles. *Présences françaises outre-mer (XVIe-XXIe siècles.) Tome I. Histoire : périodes et continents.* ASOM – Karthala, 2012 ; chapitre VI, pp. 225-252.

[4] Bonnichon Ph. Présences françaises dans les mers de l'Inde sous Louis XVI. *Présences françaises outre-mer (XVIe-XXIe siècles.) Tome I. Histoire : périodes et continents.* ASOM – Karthala, 2012 ; chapitre VII, pp. 253-266.

[5] Gressieux D. Les établissements français de l'Inde de 1640 à 1914. *Présences françaises outre-mer (XVIe-XXIe siècles) Tome 1 Histoire : périodes et continents.* ASOM – Karthala, 2012 ; chapitre VIII, pp. 267-274.

des guerres dont l'expédition française de Madagascar en 1895 n'est que l'un des exemples.
Pour l'Occident, le XVIe siècle fut celui de la grande aventure maritime. La compétition entre l'Espagne et le Portugal pour la conquête des mers aboutit à la conclusion du traité de Tordesillas en 1494 qui établissait au milieu de l'Atlantique une ligne de démarcation orientée nord-sud. Tous les territoires à découvrir situés à l'est de cette ligne étaient concédés aux Portugais, ceux situés à l'ouest aux Espagnols. En 1529, le traité de Saragosse effectua un second partage du Nouveau Monde entre Espagnols et Portugais qui avaient atteint tous deux l'océan Pacifique. Un traité de paix fut signé à Saragosse, entre le roi d'Espagne Charles-Quint (1500-1558) et le roi du Portugal Jean III (1502-1557), sous l'arbitrage du pape Clément VII (1478-1534), créant une seconde ligne de démarcation à l'Est, nécessaire pour délimiter les aires d'influence entre ces deux grandes puissances. Sans surprise, ce traité, comme celui de Tordesillas, ne fut ni reconnu ni respecté par les pays autres que les deux signataires.

Un homme a symbolisé la conquête de la route des Indes par les Portugais : l'infant Henrique connu dans l'histoire sous le nom d'Henri-le-Navigateur (1394-1460), bien qu'il n'ait jamais navigué lui-même. Il fonda en 1419 sur le promontoire de Sagres près du cap Saint-Vincent en Algarve, au sud du Portugal, un centre de recherches, doublé d'un chantier naval d'où sortit le prototype du navire qui allait devenir le bateau des découvertes maritimes dans le monde : la caravelle. La combinaison d'une coque haute, d'un faible tirant d'eau et d'une voilure très manœuvrable a fait de la caravelle un bateau révolutionnaire.

Pour gagner les Indes, les Portugais ont pris la route qui contourne l'Afrique, tout accès aux Indes en partant de l'Europe vers l'Ouest leur étant interdit par le traité de Tordesillas.

En 1488, Bartolomeu Dias (1450-1524), un marin portugais, découvrit le cap des Tempêtes, appelé plus tard le Cap-de-Bonne-Espérance. En 1497, un autre marin portugais, Vasco de Gama (1469-1524), doubla le Cap-de-Bonne-Espérance et, remontant le long de la côte de l'Afrique de l'Est, gagna Calicut aux Indes le 20 mai 1498. Son retour au Portugal en septembre 1499 donna le signal des expéditions à la conquête des mers.

Maîtres de la route vers l'Est, les Portugais interdisaient la route par le Cap-de-Bonne-Espérance aux autres Européens. En 1517, les marchands de Rouen écrivaient au Roi François 1er (1494-1547) : il est « *impossible aux marchands de faire le voyage de Calicut sans permission du roi du Portugal* ». François 1er contesta ce monopole et encouragea les armateurs normands, en particulier Jean Ango (1480-1551), à suivre la route des Indes orientales et à charger des épices. Mais les navires marchands français ne parvenaient toujours pas à franchir le Cap-de-Bonne-Espérance ou y faisaient naufrage ou bien étaient arraisonnés par les Portugais. À la mort de François 1er, son successeur, Henri II, fut plus attiré vers les Amériques que vers les Indes.

À la suite de l'union des couronnes d'Espagne et du Portugal en 1580, le roi Philippe II d'Espagne (1527-1598) ayant fait valoir son droit de succession à la couronne portugaise, le monopole de navigation sur la route du Cap fut de plus en plus contesté. À partir de 1594, des navires armés aux Provinces-Unies[6], formées après la rébellion des habitants des provinces des Pays-Bas espagnols contre Philippe II, pénétrèrent dans l'océan Indien. Les Hollandais créèrent en 1601 la *Vereenigde Oostindische Company* (Compagnie néerlandaise des Indes Orientales ou VOC) qui s'empara progressivement de la plus grande part du marché des épices. Puis, les armateurs du port de Londres créèrent la *British East Indian Company* (Compagnie anglaise des Indes Orientales) afin de suivre eux aussi la route du Cap et d'empêcher l'installation d'un monopole hollandais. Afin de ne pas être en reste, la France fonda à Dieppe, en 1633, une compagnie de négociants - la Compagnie de l'Orient - dans le but *« de naviguer et négocier depuis le Cap-de-Bonne-Espérance presque dans toutes les Indes et mers orientales avec monopole de commerce lointain pour cinquante ans ».*

En 1601, les marchands malouins, bravant l'interdit des Portugais, avaient envoyé deux navires aux Indes orientales. Le « chirurgien » François Martin (1575-1631) fut reçu à son retour d'expédition par Henri IV (1553-1610) qui l'encouragea à publier le récit de son voyage et à montrer les ressources du négoce des épices. Mais la VOC faisait obstacle aux Français. Richelieu fit, par le traité de Compiègne de 1624[7]

[6] Provinces Unies : nom donné à la république formée par la sécession, en 1581, des sept provinces septentrionales des Pays-Bas espagnols.

[7] Le traité de Compiègne du 10 juin 1624 est un traité de paix entre la France et les Provinces-Unies. Il a permis à la France de financer l'effort de guerre des Provinces-

entre la France et les Provinces-Unies, insérer un article par lequel les Hollandais promettaient de ne plus gêner le commerce des Français aux Indes orientales et de leur donner toute assistance. Mais cette disposition resta lettre morte : les Hollandais continuèrent à imposer leur loi. Cependant, des Bretons et des Normands avaient pu gagner la côte de Coromandel en Inde en 1616 et Sumatra à Java en 1619.

En 1633, la Compagnie de l'Orient installa un poste permanent au sud-est de Madagascar. L'île de Madagascar avait été « aperçue » le 10 août 1500 par Diego Dias, navigateur portugais, frère de Bartolomeu Dias. C'était le jour de la fête de Saint-Laurent : ils l'appelèrent l'île Saint-Laurent. À l'initiative de Colbert (1619-1683), la Compagnie de l'Orient devint, en 1664, la Compagnie des Indes orientales.

François Martin dit François Martin de Vitré[8] (1575-1631).

La partie la plus connue du programme d'Henri IV « labourage et pâturage » a fait oublier ses autres priorités, dont la quête d'un empire colonial afin de se procurer des matières premières et d'obtenir des débouchés commerciaux. En novembre 1600, des marchands normands formèrent une société « *pour aller vers les Indes orientales, tâcher d'y établir des comptoirs et de se livrer à la recherche d'épices rares et des trésors de ces lointains pays* ». Une expédition fut organisée, comprenant deux navires, le *Croissant* et le *Corbin*. Sur le *Croissant,* était embarqué François Martin, né à Vitré en 1575, qui a publié le récit de son voyage.
François Martin, souvent mentionné comme « chirurgien », était en fait un compagnon apothicaire. Il avait fait ses études à Montpellier, ville qu'il avait quittée en 1597. Quatre ans plus tard, il partit de Saint-Malo, le 18 mai 1601, vers les Indes.
Le *Croissant* et *le Corbin* arrivent aux Canaries le 3 juin 1601 et le 17 novembre à Sainte-Hélène. Ils doublèrent le 27 décembre le Cap-de-Bonne-Espérance. Le 4 février 1602, ils étaient en vue de l'île Saint-Laurent (future Madagascar). Alors qu'ils cinglaient vers les Comores, une tempête sépara les deux bateaux. Le *Croissant* se réfugia dans la baie de Saint-Augustin à Madagascar où il retrouva le *Corbin* très

Unies contre l'Espagne dans le cadre de la guerre de Quatre-Vingts Ans (1568-1648) après la fin de la trêve de douze ans.

[8] Irissou L. François Martin, apothicaire et explorateur. *Revue d'Histoire de la Pharmacie* 1946 ; 116 : 105-112.

endommagé. Il y avait beaucoup de blessés qu'il fallait descendre à terre et soigner et beaucoup de réparations à faire aux navires. L'escale dura quatre mois, ce qui permit à François Martin d'entrer en contact avec les indigènes et d'étudier la faune et la flore.
Le 15 mai 1602, les deux navires mirent à la voile vers les Comores qu'ils touchèrent le 23 mai pour en repartir le 7 juin. Le 1er juillet, près des Maldives, ils furent à nouveau pris dans une terrible tempête. Le *Corbin* s'échoua sur des rochers où les vagues le submergèrent. Le *Croissant* dut l'abandonner, se dirigea vers l'Est, contourna Ceylan, et aborda à Sumatra le 24 juillet. La traversée avait duré quinze mois.

L'accueil que fit aux Français le prince indien d'Achem - un important sultanat de Sumatra - fut cordial. François Martin put observer les mœurs des indigènes et surtout étudier les produits récoltés sur place et portés aux marchés : le poivre, le gingembre, la muscade, la cannelle, le girofle, l'indigo, l'ambre, les tamarins, le bétel, l'arec, les mangues, et bien d'autres produits locaux ignorés des Français. Afin de pouvoir acheter ces produits, souvent obtenus par troc, François Martin dut apprendre la langue du pays.

Remis en état et chargé des produits locaux, le *Croissant* repartit le 20 novembre 1602, emmenant huit indigènes. Il était de plus en plus en mauvais état, doubla le Cap et s'arrêta pour réparer à Sainte-Hélène le 3 mars. Il était en vue des côtes d'Espagne le 21 mai, lorsqu'il fut abordé par trois navires hollandais qui sauvèrent l'équipage, mais pillèrent entièrement le navire qui coula. L'équipage fut conduit en Angleterre et arriva à Plymouth le 13 mai 1603, d'où il put regagner la France.

François Martin fut reçu à son retour par Henri IV qui l'encouragea à publier le récit de son voyage. Il écrivit un livre publié en 1604 qui comprenait trois parties : le récit du voyage ; la description des animaux, épiceries, drogues aromatiques et fruits des Indes ; et un bref traité sur le scorbut avec les moyens de s'en garantir où il recommandait comme traitement l'emploi du jus de citron.

Par lettres patentes d'Henri IV du 27 mai 1604, François Martin obtint la permission « *d'ouvrir, en considération des services rendus au Roi en faisant le voyage des Indes Orientales, boutique de pharmacie à Rennes, en Bretagne, et d'y exercer son art sans avoir à subir d'examen devant la corporation des maîtres-apothicaires de cette ville et sans avoir à faire de chefs-d'œuvre ou à payer des droits d'entrée excessifs* ».

François Martin, maître apothicaire, fut l'un des premiers Français ayant abordé aux Indes orientales. Il décéda en 1631.

Les colonies françaises dans l'océan Indien

La France à Djibouti

Djibouti[9] [10] est situé dans la Corne de l'Afrique, à l'entrée sud de la mer Rouge, à la limite de l'océan Indien.

C'est au cours du règne de Louis-Philippe (1773-1850) que les Français s'intéressèrent à la mer Rouge et à ses côtes. Les gouverneurs de l'Île Bourbon - des officiers de marine - désiraient compenser la perte de l'île de France (île Maurice) cédée à la Grande-Bretagne en 1815, par une expansion de la France dans l'océan Indien. Les projets d'expansion étaient soutenus par le ministère de la Marine et des Colonies, alors que le ministère des Affaires étrangères était hostile à toute entreprise coloniale pouvant être source de complications diplomatiques avec la Grande-Bretagne. En effet, les Britanniques, qui occupaient Aden en 1839, contrôlaient la route des Indes.
Après l'abolition de l'esclavage en 1848, les Français tentèrent de recruter des engagés dans les îles de la mer Rouge et en Abyssinie[11]. Les missions d'exploration se succédèrent sans succès.

En 1857, le commerçant Henri Lambert (1828-1859) fut nommé agent consulaire français à Aden[12,13]. Après un voyage commercial en Australie, Lambert s'installa à l'île Maurice où son frère était planteur, puis il débarqua à Aden en octobre 1855, et visita Zeila et Tadjourah en 1856. Les autorités britanniques d'Aden le soupçonnèrent d'être un agent du gouvernement français à la recherche d'un port propice à une

---

[9] Uzel B. La fondation de Djibouti. *Revue d'histoire des Outre-mers* 1952 ; 137 : 63-75.

[10] Martin J. Djibouti, ou les Français à la porte des lamentations. *Présences françaises outre-mer (XVIe-XXIe siècles). Tome I. Histoire : périodes et continents.* Chapitre XXIII. ASOM – Karthala, 2012, pp. 639-644.

[11] L'Abyssinie est une région de la Corne de l'Afrique, située aujourd'hui dans le nord de l'Éthiopie, l'est du Soudan et le sud de l'Érythrée.

[12] Yves Boulvert, *Henri Lambert (1828-1859) : aventurier voyageur en mer Rouge, in* J. Serre (dir.), *Hommes et destins*, tome 11, «Afrique noire», Académie des sciences d'outre-mer / L'Harmattan, 2011, p. 423-424.

[13] Jehanne-Emmanuelle Monnier, *Les Frères Lambert, deux aventuriers dans la mer des Indes*, Orphie, Saint-Denis (La Réunion), 2011 (ISBN 978-2-87763-646-9).

implantation française, ce qui précipita la décision britannique d'occuper l'île de Périm, en face des côtes de Djibouti dans le détroit de Bab-el-Mandeb.
Lambert fut nommé agent consulaire français à Aden en septembre 1857. Abu Bekr, un notable de Tadjourah, lui proposa de céder à la France, Ras Ali et la baie d'Ouano. Henri Lambert se rendit à Mokka, puis al-Hodeïda. Le prince Napoléon-Jérôme Bonaparte (1822-1891), cousin de Napoléon III (1808-1873) et ministre d'Algérie et des colonies, trouva dans les dossiers du Ministère des Colonies, les propositions de Lambert d'un protectorat français sur le territoire d'Obock, situé à l'est du golfe de Tadjourah, en terrain désertique. Il s'enthousiasma pour ce projet.

En 1860, Stanislas Jules Marie Russel, comte de Bedfort (1811-1862), officier de marine français originaire d'une famille de la noblesse britannique, envoyé sur les côtes de la Mer Rouge en 1859 pour y créer un comptoir, apprit que Henri Lambert avait été assassiné. Le gouvernement français chargea le capitaine de vaisseau Alphonse Fleuriot de Langle (1809-1881), commandant depuis 1858 la station navale des Côtes orientales d'Afrique basée à La Réunion, de mener une enquête qui finit par établir la culpabilité - grâce à l'émir de Zeylah, Abou-Bekr - d'un riche commerçant Ali Sharmaake. Fleuriot de Langle négocia alors sur place en 1861 la cession d'Obock à la France. Une ambassade de notables locaux se rendit à Paris, où ils cédèrent à la France en mars 1862 le territoire d'Obock pour 10 000 thalers. C'était la base juridique, vingt ans plus tard, de la création de la Côte française des Somalis. Le traité fut signé à Paris le 11 mars 1862 par Édouard Antoine Thouvenel (1818-1866), ministre des Affaires étrangères de 1860 à 1862 et le représentant des tribus du Danakil, un désert situé dans la corne de l'Afrique.

Pourtant, entre 1862 et 1881, aucun résident français ne fut installé à Obock. La présence française se limitait à des missions, rares et éphémères, des bateaux de la division navale de l'océan Indien. L'ouverture du canal de Suez en 1869 ne modifia pas cette attitude, alors que La Compagnie Universelle du canal maritime de Suez, créée en 1858, était présidée par le Français Ferdinand de Lesseps (1805-

1894). On parla alors de colonie inutile[14] ! Les premiers colons y arrivèrent en 1881, à leurs risques et périls.

La situation changea subitement en 1883 quand l'Angleterre ferma le port d'Aden aux navires de guerre français en raison de la guerre franco-chinoise (1881-1885). Alors, la France créa à Obock un dépôt de charbon pour les navires et de vivres pour les marins et envoya sur place, le 9 décembre 1883, un jeune diplomate, Léonce Lagarde de Rouffeyroux, comme « commissaire extraordinaire en mission spéciale pour la reconnaissance et la délimitation du territoire d'Obock ». Le 24 juin 1884, il fut nommé « commandant à Obock ». Le 7 septembre 1887, il devint gouverneur du Territoire d'Obock, puis de la Côte française des Somalis en 1896, poste qu'il occupa jusqu'en mars 1899. *« Lagarde va mener une politique pacifique. Son énergie et sa ténacité eurent raison de l'hostilité des Anglais qui s'opposaient de toutes leurs forces à l'installation des Français. Il vainquit aussi les difficultés nées de la méfiance des populations locales et de l'aridité du pays. Son œuvre peut se résumer ainsi : création du poste d'Obock ; occupation des côtes et du golfe de Tadjourah ; fondation de Djibouti ; traité franco-éthiopien de 1897 ».*

Lagarde va étendre le territoire français en signant des traités de protectorat sur la ville de Zeylah et son territoire avec le sultan de Tadjourah, point de départ des caravanes du Choa[15] ; avec les chefs Danakils des environs ; puis avec les chefs Issa (Somalis) qui lui cédèrent la région du cap Djibouti. Dès 1884, la colonie se trouvait fondée dans ses limites définitives.
L'idée d'un port franco-éthiopien sur la côte des Somalis se fit jour en 1887. C'est l'empereur d'Éthiopie, Ménélik II (1844-1913) qui parla le premier de l'installation d'un port de commerce sur la côte. Lagarde en rendit compte à Eugène Étienne (1844-1921), sous-secrétaire d'État aux colonies. L'accord franco-éthiopien du 29 janvier 1897 accorda à l'Éthiopie une libre circulation des biens par le port de Djibouti. Restait donc à régler la délicate question de la délimitation des sphères d'influence entre la France et la Grande-Bretagne. Les négociations entre la France, représentée par William Waddington (1830-1894), un

---

[14] Brunschwig H. Une colonie inutile : Obock (1862-1888). *Cahiers d'Études africaines* 1968 ; 29 : 32-47.

[15] Le Choa est une ancienne région de l'Éthiopie, conquise par Ménélik II, qui était négus du Choa en 1866.

diplomate français en dépit de son nom et Robert Arthur Talbot Cascoyne Cécil, IIIe marquis de Salisbury (1830-1903), un diplomate britannique, aboutirent à un accord le 9 février 1888.
Djibouti s'extirpa alors lentement des sables du désert à partir de 1890. La Compagnie impériale des chemins de fer éthiopiens fut fondée en 1893, les travaux commencèrent en 1897. La mission Marchand[16], de retour de Fachoda, en emprunta le premier tronçon en 1899. Djibouti comptait 10 000 âmes en 1900.

Citons deux médecins qui ont accompli une courte partie de leur carrière à Djibouti.

Firmin Victor Toussaint Esclangon[17] (1853-19..)

Né en 1853 à Toulon, il fut élève de l'École de médecine navale de Toulon et nommé aide-médecin en 1875. Il fut embarqué entre 1876 et 1879 sur le cuirassé *Guyenne*. En 1880, il fut affecté au Sénégal comme médecin-major de la canonnière *Jaguar*. Une épidémie de fièvre jaune éclata à bord en 1881 dont il fut lui-même atteint. Rentré en France en 1882, il demanda à présenter sa thèse de doctorat en médecine. Devant le refus de la hiérarchie, il démissionna de la marine et soutint sa thèse à Paris le 17 mai 1883 sur « *La Fièvre jaune à bord du Jaguar (Sénégal), juillet, août septembre 1881* ». Réintégré dans la marine le 16 août 1883, il fut affecté à la Martinique au 1er Régiment d'Infanterie de Marine (RIMa). De retour en métropole en 1885, il fut affecté au 4e RIMa à Toulon.

Médecin de 1re classe en 1887, il fut envoyé à Obock où il occupa, en plus de ses activités médicales, les fonctions de Commandant par intérim pendant les quatre mois de congés de Lagarde en métropole. En 1887, il fut question de l'installation d'un port de commerce sur la côte. Le sous-secrétaire d'État aux Colonies, Eugène Étienne, lui envoya les instructions suivantes : « *J'attache une grande importance à ce que ces*

[16] Entre 1896 et 1899, douze militaires français et 150 tirailleurs ont parcouru 6 000 kilomètres à pied de la côte du Congo jusqu'au Nil blanc (Soudan). Cette mission, appelée Congo-Nil, ou Marchand du nom de son commandant, se termina en désastre diplomatique puisque la France dut céder devant les ambitions britanniques et évacuer le poste de Fachoda afin d'éviter la guerre.
[17] Brisou B., Sardet M. Dictionnaire des médecins, chirurgiens et pharmaciens de la Marine. *Op.cit.* p. 302.

ouvertures (il parle de Bouhrane-Abou-Bekr, fils de l'ancien émir de Zeylah décédé en 1885) *soient accueillies. Il importe en effet de profiter des dispositions favorables du roi Ménélik pour ouvrir aux caravanes du Harrar le chemin de nos possessions. Il est nécessaire également d'éviter que ces offres soient faites aux Anglais, tout prêts à en profiter* ». Firmin Esclangon suivit les instructions d'Eugène Étienne et prit langue avec Bouhrane-Abou-Bekr « *Sans rien affirmer de précis,* rapporte-t-il, *j'ai dit à Bouhrane et aux notables protégés des Français qui m'ont été présentés, qu'en ce moment, la France s'occupait avec intérêt de la côte des Somalis, du Harrar, et du Choa. J'ai cherché à savoir si l'ouverture d'un port sur la côte des Issas leur serait chose agréable. Tous ont paru satisfaits et désireux d'aller s'établir sous la protection du pavillon français* ».
À son retour, Esclangon écrivit un livre sur « *La Colonie d'Obock, sa pathologie, son climat* ».

En 1890, il était à bord du *Richelieu*, puis du *Bien-Hoa*, un navire-hôpital qui faisait plusieurs aller-retour au Tonkin. En 1892, il fut nommé, sur concours, professeur d'anatomie à l'École d'application de la marine à Toulon et occupa ce poste pendant cinq ans.

En 1897, il était médecin-major du 13e RIMa à Madagascar, puis à son retour, médecin-chef de l'Hôpital maritime de Cherbourg, et enfin, médecin-chef de l'escadre du Nord à bord de l'*Amiral Baudin*.
Il fut admis à la retraite en 1901. En 1914, âgé de 61 ans, engagé volontaire, il demanda un poste à la mer. Il fut en 1916, médecin-major du cuirassé *Justice* et en 1918, médecin-chef de l'Hôpital de Saint-Mandrier.

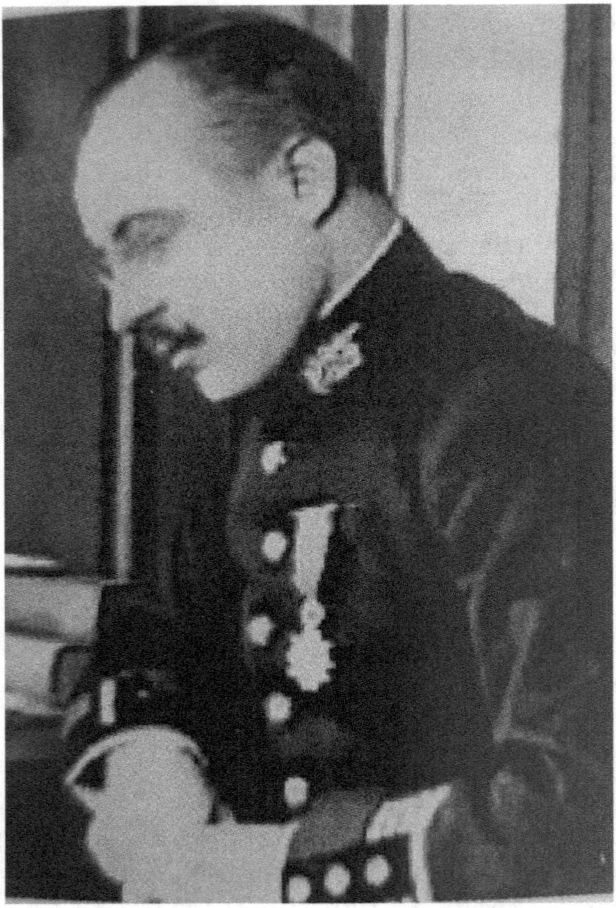

Figure 2 - Gustave Victor Bouffard.

Gustave Victor Bouffard[18] (1872-1957)

Né à Angoulême le 22 juillet 1872, il entra à l'École de Santé navale à Bordeaux en 1892 et soutint sa thèse de doctorat en médecine en 1895 sur « *Du formol dans la thérapeutique des organes génito-urinaires* ». Médecin de 2e classe des Troupes coloniales, il fit un premier séjour à Kayes au Soudan en 1896, et un deuxième séjour en Chine dans la province du Se-Chouan de 1897 à 1900.
Médecin de 1re classe, il rejoignit la côte Française des Somalis de 1900 à 1902. Ce bref séjour fut très actif sur le plan professionnel. Il travailla

[18] Louis F. Devoirs de Mémoire. *Association Ceux du Pharo*, 2018, p. 263.

sur les ulcères phagédéniques et les mycétomes à grains noirs, et le nom *d'Aspergillus bouffardi* fut donné à un agent de maduromycose[19].

À son retour, il suivit le cours de microbiologie de l'Institut Pasteur à Paris, puis effectua un stage de 18 mois dans le laboratoire de Félix Mesnil (1868-1938)[20] dans ce même institut.
En 1906 à Bamako, il fonda le laboratoire vaccinogène et de biologie du Haut-Sénégal-Niger. De retour en métropole en 1909, il fut nommé professeur à l'École d'Application du service de santé des troupes coloniales du Pharo à Marseille en 1911. En 1914, il fut affecté à une ambulance des armées du Nord, puis de l'armée des Vosges avant de devenir médecin-chef d'un laboratoire d'armée.

Chef du service de santé du Dahomey en 1916, il développa la prophylaxie du paludisme et de la trypanosomiase. Il poursuivit ensuite sa carrière à Madagascar en 1921 où il organisa la lutte contre le paludisme en tant que directeur de l'École de Médecine. Il dirigea le service de santé de la Côte d'Ivoire de 1924 à 1929 et fut directeur du service de santé de l'Afrique Équatoriale Française en 1931. Il est décédé à Paris le 20 mars 1957.

C'est de son affectation au tout début du XXe siècle à Djibouti que le nom de Gustave Victor Bouffard est resté dans nos mémoires, puisqu'il a été donné à l'Hôpital militaire de Djibouti, où il n'était pourtant resté que deux ans.

La France à Madagascar

La Compagnie de l'Orient ouvrit en 1642 à Fort-Dauphin, dans le sud de Madagascar, un comptoir, établissement commercial pour l'exploitation « *de la grande isle de Madagascar* » servant aussi de points de « *touchée* » pour les bateaux dont les marins après le passage

[19] Maduromycose est le nom générique du mycétome fongique qui est une pseudotumeur inflammatoire des tissus sous-cutané, contenant des grains fongiques (champignons) ou actinomycosiques. L'actinomycose est une infection bactérienne chronique, causée par le genre Actinomyces.
[20] Félix Mesnil (1868-1938) est un zoologiste et biologiste français, professeur à l'Institut Pasteur de Paris. De nombreux médecins « coloniaux » ont bénéficié de son enseignement à partir de 1892.

du Cap-de-Bonne-Espérance souffraient de scorbut. Le premier gouverneur du Fort-Dauphin fut Jacques Pronis (1619-1655), un commis autoritaire qui se brouilla avec les Malgaches et avec les colons qui se mutinèrent. Il fut remplacé en 1648 par Étienne de Flacourt (1607-1660), un apothicaire parisien, qui était surtout le parent de deux actionnaires de la Société de commerce, Julius de Loynes, son oncle qui avait été secrétaire général de la Marine, et Pierre de Beausse, son demi-frère, secrétaire ordinaire à la chambre du Roi. Étienne de Flacourt resta à Fort-Dauphin plus de 7 ans, de 1648 à 1655. Aucune amélioration ne fut notée pendant son séjour ni avec les indigènes qui attaquèrent le Fort-Dauphin à plusieurs reprises ni avec les colons. Flacourt retourna en France en 1655 après avoir reçu son remplaçant un certain Pronis.

Flacourt repartit de France vers Fort-Dauphin en 1660, chargé de ramener les colons qu'il y avait laissés. Il périt en mer au large de Lisbonne, son navire ayant été coulé par des barbaresques. Il avait écrit en 1658 l'Histoire de la grande Isle de Madagascar *« le travail le plus consciencieux qui ait été fait sur cette contrée jusqu'à cette époque, aucun voyageur n'en a donné une description plus détaillée »* en dit au XIXe siècle, Jean-Baptiste Barbié Du Bocage (1760-1825), géographe et cartographe.

La compagnie de l'Orient « végétait », ce qui ne faisait pas l'affaire de ses actionnaires. D'autres compagnies privées se créèrent, sans avoir une meilleure efficacité pour commercer avec la Grande Isle. Jean-Baptiste Colbert créa en 1664 la « Compagnie des Indes orientales » dans laquelle il fit intervenir l'État et ouvrit une souscription, seuls moyens, dit-il, de remédier à l'individualisme des négociants et, aussi, d'avoir un capital important. Il créa sur l'emplacement de la Compagnie de l'Orient à Madagascar, un établissement nommé « *Le Fort-Dauphin propre à servir d'entrepôt général du commerce que la dite compagnie désire établir dans les Grandes Indes, la Chine et le Japon* ».

La colonie de Fort-Dauphin fut donc relancée en 1665. Colbert écrivit : *« Je ne vois pas pourquoi nous refuserions de faire gagner dorénavant à nos citoyens ce que des étrangers ont gagné jusqu'à présent. Pourquoi faut-il que les Portugais, les Hollandais, les Anglais allassent tous les jours dans les Indes orientales, y possédassent des magasins et des forteresses, et que les Français n'y eussent jamais ni l'un, ni l'autre ? »* Colbert poursuit : *« Unissez-vous donc, généreux Français, pour vous ouvrir une route glorieuse, qui vous conduira à des biens innombrables, et qui se multiplieront encore entre les mains de vos enfants ».*

La navigation à la voile sur la route des Indes - aller et retour - prenait de dix-sept à dix-huit mois. Il fallait donc disposer d'escales dans l'océan Indien. Fort-Dauphin était l'une de ces escales. Les autres escales allaient être l'Île Bourbon (actuelle île de La Réunion) et l'île de France (actuelle Île Maurice). L'occupation permanente de l'île Bourbon débuta en 1665, mais en raison de l'impossibilité d'y avoir un port naturel, les Français occupèrent l'île de France en 1715.

En août 1674, un assaut des tribus locales contre Fort-Dauphin conduisit au massacre de la plupart des colons et mit un terme pour deux siècles à la colonisation française à Madagascar[21], la France renonçait à tout projet d'installation afin de ne pas se heurter à l'hégémonie anglaise dans la région.

Tout en abandonnant Fort-Dauphin au sud de la Grand-Ile, la France resta cependant sur la côte est de Madagascar. À partir de 1710, la culture du café à l'île Bourbon entraîna la mise en place de comptoirs de traite négrière sur la côte est en baie d'Antongil et à Foulpointe, situés en face de l'île Bourbon. De plus, la France restait présente à distance des côtes de Madagascar, à l'île Dauphine (actuelle île Sainte-Marie) située dans le nord-est où les Français s'installèrent en 1750, puis, plus tard, à Nosy Bé, une autre île au Nord-Ouest en 1839.

Il fallut attendre le règne de Radama II (1829-1869), Roi de Madagascar de 1861 à 1863 et ami du Français Jean Laborde (1805-1878), pour qu'un traité d'amitié et de commerce soit signé à Tananarive le 12 septembre 1862 entre la France et Madagascar. Un second traité franco-malgache fut signé en 1868 par la Reine Ravanavalona II (1829-1883) qui régna de 1868 à 1883, lequel impliquait une reconnaissance implicite de la « mainmise » de la France sur les terres du Royaume Hova. C'est en cherchant à abroger ce traité en 1883 que la Reine et Rainilaiarivony (1828-1896), Premier ministre de 1864 à 1895,

[21] Buttoud G. *L'échec des premières colonies françaises à Madagascar* (1638-1831). L'Harmattan 2017, 259 p.

attisèrent le mécontentement des Français. Traditionnelle protectrice de Madagascar, mais préoccupée par les affaires soudano-égyptiennes, l'Angleterre laissa la France lancer une première expédition en 1883-1885, à l'initiative du Réunionnais François de Mahy (1830-1906), député, ministre de la Marine et des Colonies en 1883, qui soutint activement le projet de colonisation de Madagascar. En 1885, la France établit son protectorat sur Madagascar, reconnu par l'Angleterre. La baie de Diégo-Suarez fut déclarée propriété de la France. Un résident français, Charles Le Myre de Vilers (1833-1918), prit son poste à Tananarive en application du traité de Tamatave du 17 décembre 1885. Bientôt qualifié de « fantôme », ce protectorat ne fut pas accepté par les Malgaches et les ressortissants français furent contraints de quitter la Grande Ile, après le rejet de l'ultimatum français en octobre 1894.

En fait, la France préparait depuis plusieurs mois une expédition à Madagascar et n'attendait que le *casus belli* pour la mettre en route. Le 29 août 1894, une commission d'enquête avait décidé de l'envoi d'un corps expéditionnaire de 12 000 hommes. Située à 510 km de la capitale Tananarive, la ville de Majunga, sur la côte ouest, avait été choisie comme port de débarquement. Tananarive, la capitale, but de l'expédition, fut prise le 30 septembre 1895. Mais c'est une autre histoire que nous avons déjà racontée dans un ouvrage précédent[22].

À cette époque, les Malgaches croyaient aux esprits, bons ou mauvais. Des codes ou « fadi » leur imposaient des interdits. Ils connaissaient les plantes médicinales et les rares médecins européens présents sur l'île étaient impressionnés par les résultats obtenus, en particulier par les plantes « antipaludiques ». Mais, pour les Malgaches, les plantes n'étaient qu'un accessoire et les guérisons étaient dues aux idoles. En 1869, la monarchie Mérina renonça officiellement aux idoles : la reine Ranavalona II, qui avait proclamé l'adhésion du royaume au christianisme, ordonna la destruction par le feu de Ramahavaly, l'idole royale de la médecine.
Avant 1895, la médecine européenne avait été apportée par les médecins des missions protestantes britanniques et norvégiennes. Un pasteur anglais de *la London Missionary Society (*LMS), le Docteur

---

22 Médecins et expéditions coloniales françaises au XIXe siècle (Afrique noire et Madagascar). Éditions L'Harmattan 2020, 198 pages. P. Aubry, B-A. Gaüzère.

Andrew Davidson - arrivé à Madagascar en 1862 - avait ouvert en 1864 un hôpital à Analakely, au centre de la capitale Tananarive et en 1870 la première école de médecine, le *Kolejy Medikaly Malagasy*. En 1869, un médecin norvégien, Dolorlem Christian Borchgrevinck, avait fondé un petit hôpital dans la haute partie de la capitale, au titre de la *Norvegian Mission Society* (NMS) et y formait quelques élèves. Puis, coordonnant leurs efforts, les missions protestantes créèrent en 1886 la *Medical Missionnary Academy* (MMA).

La capacité hospitalière de l'hôpital d'Analakely devenant insuffisante, un nouvel hôpital fut édifié à 2 500 mètres du centre de la capitale. La reine Ranavalona III (1861-1917), qui régna de 1883 à 1897, accorda en 1889 à la MMA l'autorisation de construire l'hôpital appelé Soavinandrina - ce qui signifie « béni par le souverain » - qui ouvrit en 1891 et servit d'école de formation.
C'est à Madagascar que l'organisation médicale coloniale française a présenté un caractère particulièrement original ensuite copié dans d'autres pays. Dès son arrivée à Madagascar le 28 septembre 1896, le Général Joseph Gallieni (1849-1916), Gouverneur général, avait prêté une attention particulière à la santé de la population en œuvrant sur quatre fronts : la transformation des hôpitaux de la capitale, la création d'une structure médicale couvrant l'ensemble de l'île, la création d'une École de Médecine destinée aux étudiants malgaches et la création d'un Institut de recherche confié à des pastoriens.

Pour les besoins de la population locale, un hôpital fut ouvert le 1er octobre 1896. Il était lié à l'École de Médecine, ces deux institutions étant situées près du Palais de la Reine. L'Assistance Médicale Indigène (AMI) était destinée à donner des soins gratuits à la population indigène. Sous l'énergique impulsion du docteur Alexandre Lasnet (1870-1940), l'AMI à Madagascar devint un modèle et s'imposa comme un exemple pour les autres colonies des continents africain et asiatique.

Pour que l'AMI se développe, il fallait former des médecins malgaches, donc créer un enseignement local de la médecine. L'arrêté du 11 décembre 1896 institua à Tananarive une École de médecine destinée aux étudiants malgaches. Gallieni inaugura l'École le 6 février 1897 et déclara aux jeunes étudiants : « *Cette École est créée pour vous, jeunes malgaches, pour vous permettre l'accès à une noble et utile profession et pour fournir aux populations le secours de soins éclairés* ».

Complétant son œuvre sanitaire, Gallieni créa le 17 mars 1898 l'Institut vaccinogène et antirabique. La grande île était, en effet, confrontée à deux maladies redoutables : la variole et la rage. André Thiroux (1869-1960), médecin des Colonies et pastorien, fut le premier directeur de l'Institut vaccinogène et antirabique qui fut inauguré le 23 mars 1900. En 1917, Madagascar fut le premier pays au monde à éradiquer la variole.

En 1927, l'Institut prit le nom d'Institut Pasteur de Madagascar. Le directeur en fut Georges Girard (1888-1985), médecin des Colonies et pastorien, arrivée en 1922. Il resta à la tête de l'Institut pendant une vingtaine d'années. Dès 1922, Girard confirma le rôle de la puce du rat dans la transmission de la peste (voir annexe 5). Il établit notamment la relation entre la coutume à Madagascar du « retournement des morts, *Famadinha* » et l'apparition de bouffées épidémiques de peste dues aux puces restées sur les linges des cadavres. Alors que depuis 1898, la peste se limitait à de courtes apparitions sur la côte est, elle gagna, à partir de 1921, les Hauts Plateaux dont la capitale Tananarive. Georges Girard et son adjoint Jean-Marie Robic (1893-1968), médecin des Colonies et pastorien, menèrent dès 1926 des expériences pour mettre au point un vaccin anti-pesteux.

Alors que la France n'était pas présente dans la santé à Madagascar avant le milieu du XIXe siècle, elle l'était dans des îles situées aux « portes » de Madagascar : à l'île Sainte-Marie, à Nosy-Bé et à Mayotte. Les médecins de Marine et des Colonies, qui y étaient affectés ont contribué à la connaissances de la pathologie de l'océan Indien, avant la conquête de Madagascar, en rapportant des cas de paludisme, de variole, de filariose lymphatique, de béri-béri, de dysenterie, de tuberculose, de lèpre, de syphilis, et d'infections plus particulières à certaines îles comme l'ulcère de Mozambique à Mayotte et à Nosy-Bé, le pian à Mayotte, et l'épidémie de choléra à Nosy-Bé et à Diégo-Suarez en 1870. Alors que le paludisme décimait le corps expéditionnaire français à Madagascar, sa fréquence et sa gravité étaient pourtant bien connues dans l'océan Indien.

D'origine réunionnaise, le docteur François Césaire de Mahy fut l'homme politique français qui « poussa » la France à la conquête de Madagascar.

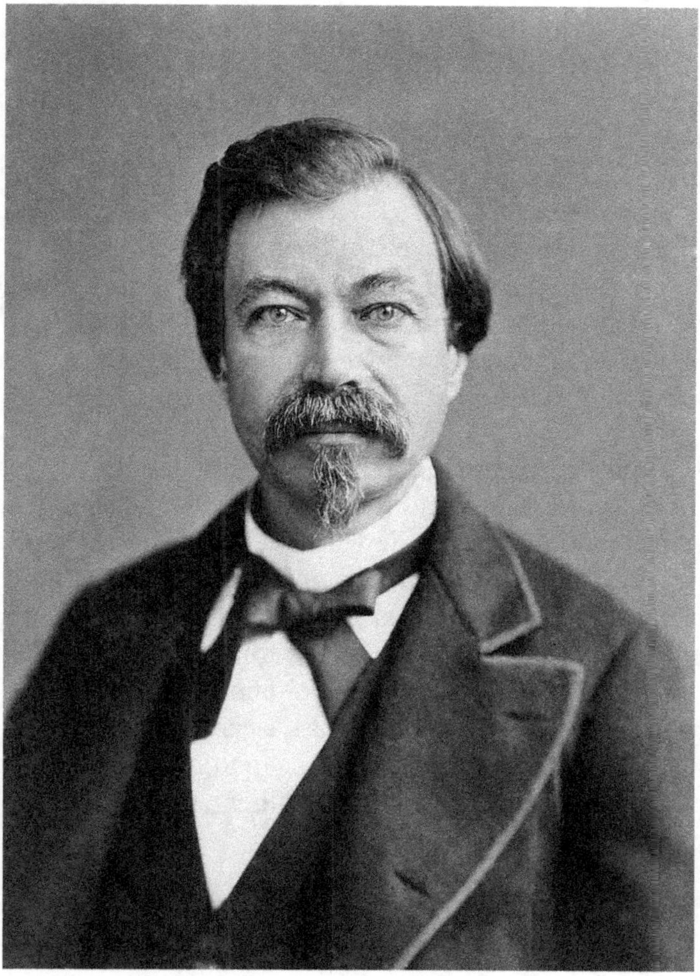

Figure 3 - François Césaire de Mahy.

François Césaire de Mahy[23] (1830-1906)

Il naquit à Saint-Pierre-de-La-Réunion en 1830 dans une famille de notables, son père y ayant été maire en 1841. Il étudia d'abord au

[23] Gaüzère B-A, Aubry P. Histoire de la médecine à l'île Bourbon – La Réunion. *Tome 1. De la découverte de l'île à nos jours. 319 p. Tome 2. Histoire des maladies,* 273 p. L'Harmattan, 2017.

collège à Saint-Denis-de-La-Réunion avant de poursuivre ses études au lycée Henri-IV à Paris. Il ne revint dans sa ville natale qu'en 1857, après avoir obtenu le titre de docteur en médecine l'année précédente. Son goût pour la politique le fit s'engager localement. Il fit ses premières armes dans le journalisme au *Courrier de Saint-Pierre* et développa bientôt avec Alexandre Robinet de La Serve (1821-1882) - homme politique et futur député de La Réunion - un projet de réforme coloniale qui déboucherait sur l'assimilation législative de l'île à la métropole. Lorsque la Troisième République (1870-1940) fut proclamée et que deux sièges furent accordés à la Réunion, il se présenta comme candidat de député républicain avec son ami et tous deux furent élus le 20 novembre 1870. Inscrit au groupe de la gauche républicaine, de Mahy siégea à l'Assemblée nationale jusqu'à sa mort. Il fit preuve d'un anticléricalisme prononcé, même s'il vota contre la séparation des Églises et de l'État en 1905.

C'est depuis son poste de député qu'il s'intéressa à tous les aspects de la politique coloniale de la France tout en continuant à exercer comme médecin et journaliste et en s'engageant dans la franc-maçonnerie. Jules Grévy (1807-1891) fit de lui son ministre de l'Agriculture en 1882. Il devint ensuite ministre de la Marine et des Colonies en 1883. Il occupait encore ce poste sous le premier gouvernement de Pierre Tirard (1827-1893) en 1887. Pendant ces quelques années, il soutint très activement le projet de colonisation de Madagascar par la France. Lorsque la Grande Île fut « colonisée », il participa à la politique de « pacification », menée par Joseph Gallieni, en incitant les Réunionnais à s'installer à Madagascar.

Surnommé « le grand Créole », il plaida pour que les Créoles soient reconnus comme Français à part entière. Il laisse un écrit « *Autour de l'île Bourbon et de Madagascar* », paru en 1891. Il a fini ses jours à Paris en 1906.
Léon Charles Bienvenu, dit Touchatout (1835-1910) a écrit dans le journal satirique *Thrombinoscope* à propos de François Césaire de Mahy : « *Indiscret comme une portière, curieux jusqu'à l'importunité, M. de Mahy est comme ces gens qui se promènent, une chandelle à la main, dans tous les coins que l'on voudrait laisser obscurs. Il inonde de lumière les sous-sols de la politique, il place des bougies dans les couloirs de l'arbitraire, il allume des feux de Bengale dans les ténèbres de la coalition ordremoralienne. Il pose le gaz dans les replis tortueux*

de la conscience des ex-fonctionnaires impériaux encore nourris par la République. Enfin, c'est tout simplement un être détestable et gênant qui veut à toute force que la France sache comment, avec quoi et par qui est faite la cuisine que l'on doit lui faire manger un de ces jours ». Laissons ces appréciations à leur auteur.

Etienne Paul Auguste Baissade[24] [25] (1851-1923), le médecin personnel de la Reine Ranavalana III.

Né le 4 juin 1851 à Lyon, son père Jules Étienne était docteur en médecine. Il devint élève de l'École de médecine navale de Toulon le 4 janvier 1871. Nommé aide-médecin le 7 novembre 1872, il soutint sa thèse de doctorat en médecine à Montpellier le 11 août 1876 sur : « *De l'étiologie de la diarrhée de Cochinchine dans ses rapports avec la fièvre intermittente* ». Le 7 novembre 1876, médecin de 2e classe, il embarqua à Cherbourg pour l'expédition d'Irlande[26]. Le 9 juillet 1877, il fut envoyé en Guyane pour une épidémie de fièvre jaune et devint prévôt de l'hôpital, puis chargé du service de santé des îles du Salut. Il fut ensuite affecté au début de 1880 en Cochinchine à l'hôpital de Saigon, comme responsable du service des cholériques. En mai 1883, il fut nommé à l'hôpital de Choquan (Cholon). À son retour en France en 1885, il fut médecin-chef de l'établissement d'Indret, une manufacture de machines à vapeur destinées aux bâtiments de la flotte depuis 1827.

Dans une lettre adressée le 13 mars 1886 au ministre de la Marine, le président du Conseil écrit « *Le Résident général à Madagascar* [NdR : le Myre de Vilers] *m'a exprimé le désir d'avoir auprès de lui M. Beyssade* [sic], *médecin de marine de 1re classe, actuellement à Toulon* ». Placé hors cadre, Etienne Baissade embarqua pour Madagascar où il soigna les autochtones. Puis, le ministre des Affaires étrangères fit savoir le 6 août 1889 au ministre de la Marine, qu'Etienne Baissade serait nommé médecin de la reine Ranavolona III aux

[24] Brisou B, Sardet M. Dictionnaire des médecins, chirurgiens et pharmaciens de la Marine. *Op.cit.* pp. 59-60.
[25] Louis F. Devoirs de Mémoire. *Association Ceux du Pharo*, 2018, p. 83.
[26] L'expédition d'Irlande fut une tentative avortée, en raison des conditions exécrables de navigation, d'invasion de l'Irlande par la France durant la Révolution française pour assister la Société des Irlandais unis dans leur tentative de rébellion contre le pouvoir britannique.

appointements de 600 francs par mois. Le 4 avril 1891, il fut réintégré dans les cadres et le 21 janvier 1893, il était médecin-major des bataillons d'infanterie de Marine de Paris. Il est noté « *médecin très distingué, esprit délicat, caractère franc, dirige avec autorité le service médical du groupe* ». Il se retira à La Garde, près de Toulon, en 1896. Il ne fit pas de clientèle, mais prodigua ses soins aux pauvres. Il décéda le 1er octobre 1923.
Il avait mis au point un onguent à base de camphre, de soufre, de goudron et d'huile de Chaulmoogra, connu en pharmacopée sous le nom de « *Baume Baissade* ».

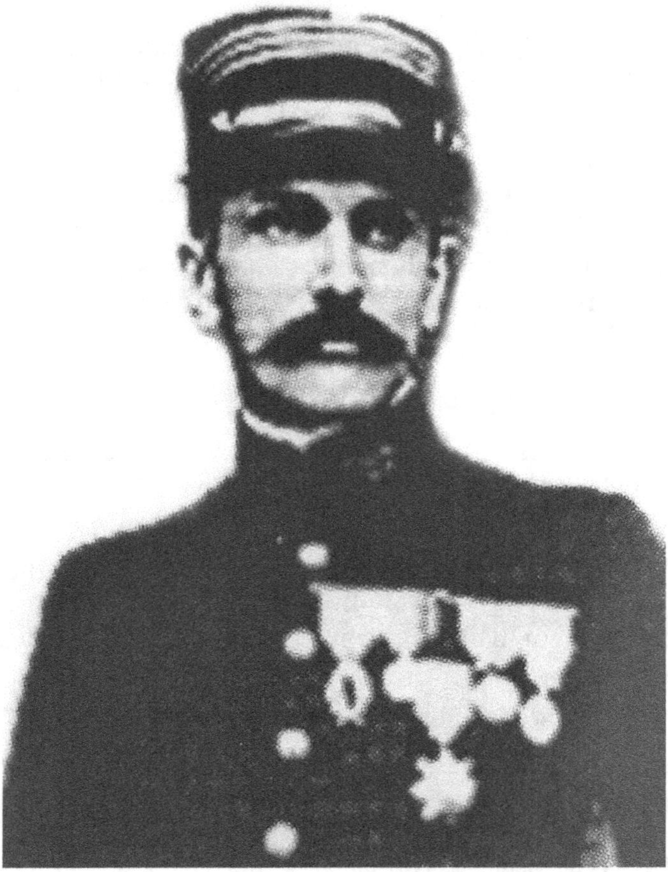

Figure 4 - Edmond Elie Jourdran.

Edmond, Elie Jourdran[27] (1869-1942)

Né le 4 mai 1869 à May-sur-Eure, en Maine-et-Loire, il entra à l'École de Santé Navale de Bordeaux en octobre 1890, avec la première promotion. Il s'orienta pendant ses études vers la recherche clinique et observa à la maternité de l'hôpital Pellegrin de Bordeaux de nombreux cas de septicémie puerpérale dont il fit son sujet de thèse de doctorat en médecine. En février 1893, il fut affecté à Brest en attente d'un départ outre-mer pour la Guyane. La médecine itinérante allait le conduire dans les léproseries de Guyane, en particulier à la léproserie d'Acarouany, fondée en 1833, sur la commune de Mana à l'ouest de Cayenne. Il s'attacha à l'observation du « *Cocobe* ou mal rouge[28] » de Guyane, affection qui touchait les Guyanais d'origine européenne ou africaine, mais épargnait les Amérindiens.

Il revint à Marseille début 1896, mais repartit dès le mois d'août à Madagascar. Cinq mois plus tard le 2 février 1897, il était chargé de cours à l'École de médecine de Tananarive[29]. Il vécut à Tananarive d'août 1896 à mai 1908 et aménagea la première École de médecine française sur la colline où s'élève le Palais de la Reine. En 1900, l'École s'installa dans le même quartier du Palais-Royal dans un immeuble plus vaste et Edmond Jourdran en devint le directeur jusqu'en 1908. Ce fut l'École de médecine d'Ankadinandriana.
Il donna des conférences aux candidats au concours d'entrée à l'École, l'accès à l'École étant soumis à une sélection par concours qui comprenait des épreuves de physique, de chimie, de sciences naturelles, précédées d'une épreuve éliminatoire de dictée en français. Aux étudiants déjà admis en 1re et en 2e année, il enseignait la physiologie. Ses cours magistraux eurent pour sujet l'obstétrique et la pathologie chirurgicale, destinés aux étudiants de 4e et 5e années. Les cours d'obstétrique étaient destinés aussi aux élèves sages-femmes dont le cycle d'études était de trois ans. Aux étudiants en fin d'études, il donna

---

27 Ramiara Y. Le maître et le disciple. Le médecin de marine Edmond Jourdran : une carrière exemplaire de l'École de médecine navale de Rochefort-sur-Mer à l'École de médecine indigène de Tananarive. *Bulletin de l'Association Amicale Santé Navale et d'Outre-Mer* 2007 ; 112 : 42-46.

28 D'après Bernard Bajon, ancien chirurgien major de Cayenne, le Cocobe ou Mal rouge de Cayenne est une forme clinique de la lèpre d'Amérique.

29 Aubry P., Rakotobe P. La formation médicale à Madagascar de 1870 à nos jours. *Med. Trop.* 2000 ; 60 : 345-347.

des cours de médecine légale, traitant des devoirs professionnels et de l'administration des services médicaux de l'île[30].

L'enseignement était basé sur un apprentissage pratique, l'hôpital d'État d'Ankadrinandriana, ouvert en 1875, devenant la clinique de la nouvelle École de médecine. Sous la conduite de Jourdran, les meilleurs étudiants firent en 1901 une tournée d'assistance médicale et de découverte de la pathologie tropicale dans les contrées éloignées. Ce qui ouvrit une ère de travaux scientifiques publiés dans les *Annales d'hygiène et de médecine coloniales.* Citons « *Lèpre et léproseries à Madagascar et à la Guyane* », « *Les ophidiens de Madagascar* ».
Après son long séjour à Madagascar, Jourdran servit au Maroc, participa à la guerre de 1914-1918, repartit outre-mer, au Libéria, au Sénégal et en Indochine, où il fut directeur de la santé au Tonkin. Il est décédé à Hanoi le 25 septembre 1942 où il jouissait de sa retraite, depuis 1936.

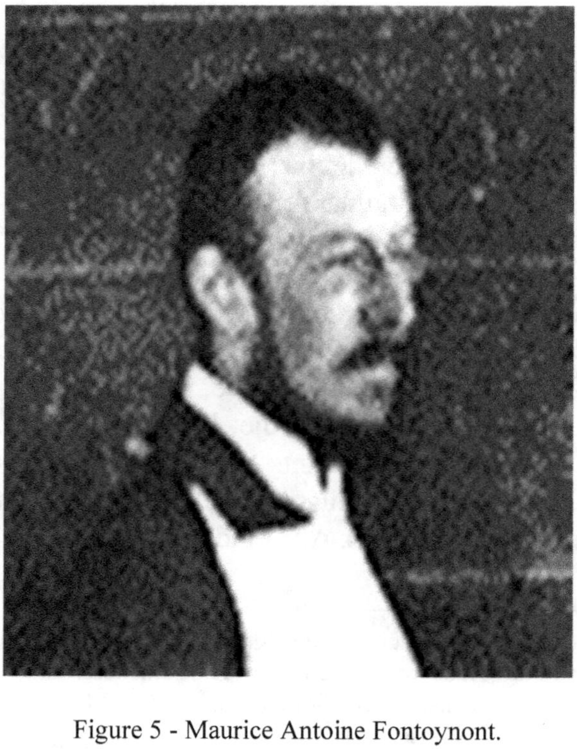

Figure 5 - Maurice Antoine Fontoynont.

[30] Ramiara Y. Hommage à Edmond Jourdan. *Bulletin de l'Association Amicale Santé Navale et d'Outre-Mer 2017* ; 134 : 54.

Maurice Antoine Fontoynont[31] (1869-1948).

Il est né le 5 mars 1869 à Paris. Ancien interne des hôpitaux de Paris, il est arrivé à Madagascar sur l'invitation du général Gallieni pour enseigner l'anatomie et la chirurgie à l'École de médecine de Tananarive. Il succéda à Edmond Jourdran comme directeur de l'École en 1909, poste qu'il occupa pendant 25 ans jusqu'à sa retraite en 1934. Il fut aussi médecin de l'hôpital de l'assistance médicale indigène. Pendant la guerre 1914-1918, il fut affecté dans un régiment de Chasseurs alpins et participa aux dures batailles de l'Yser.

La guerre terminée, il regagna Madagascar et reprit l'enseignement. Il a enseigné la médecine à plusieurs générations de médecins et de sages-femmes. « *Celui-ci est tellement fécond qu'il forme plusieurs promotions de médecins malgaches et ceux-ci manifestant à leur maître la vénération qu'ils ont pour lui en l'appelant leur Père* ». Du reste « *rare témoignage de l'admiration universelle* », il vit de son vivant un buste érigé en son honneur « *concrétisation de la reconnaissance des populations française et malgache* ». Sous sa direction, l'École s'est ouverte en 1928 aux jeunes filles. En 1929, l'École et l'hôpital s'installèrent dans les nouveaux bâtiments de Befelatanana.
Il enrichit les connaissances de la pathologie tropicale par l'étude des maladies présentes à Madagascar : paludisme, filariose lymphatique, fièvre typhoïde…

Il fut aussi le chef du service médical et vétérinaire de la commune de Tananarive. Il présida, de 1907 à 1948, l'Académie malgache créée le 23 janvier 1902 par le général Gallieni avec pour objectifs *« L'étude approfondie méthodique et raisonnée de la linguistique, de l'ethnologie et de la sociologie malgaches ».* Il regroupa autour de lui « *dans la commune pensée de la recherche d'un idéal culturel* » l'élite de la société franco-malgache. Il fut vice-président de l'Alliance française et président fondateur de la Société d'Assistance et de Protection des enfants métis. Il prit sa retraite sur place en 1934. Au cours de la

[31] Notice par Edouard Rist. *Bulletin de l'Académie nationale de médecine* 1948 ; 132 : p. 230.

Seconde Guerre mondiale, il fut délégué général de la Croix-Rouge et décéda à Tananarive le 15 mars 1948.

Il devint membre correspondant de l'Académie de médecine en 1921, membre correspondant de l'Académie des sciences coloniales en 1923, membre de la Société de pathologie exotique.

Alexandre Lasnet (1870-1940) fut le concepteur de l'Assistance Médicale Indigène à Madagascar.

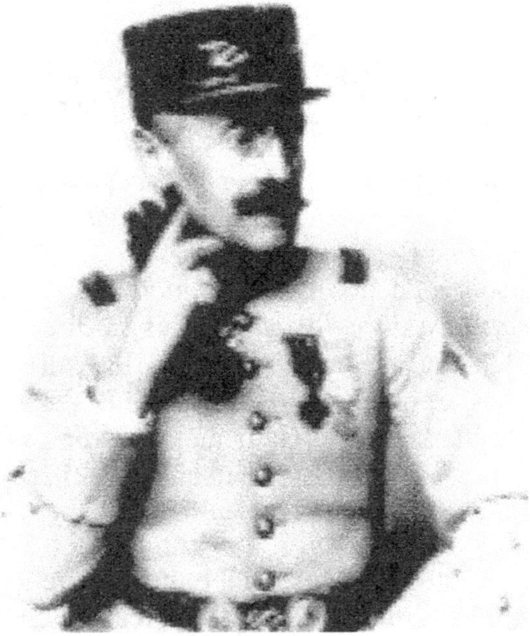

Figure 6 - Alexandre Lasnet.

Alexandre Lasnet[32] [33] [34] (1870-1940).

Né le 29 avril 1870 à Roche-et-Raucourt en Haute-Saône, il entra en 1888 à l'École de Médecine Navale de Toulon et intégra deux ans plus

[32] Pluchon P. *Histoire des médecins et pharmaciens de marine et des colonies*. Bibliothèque historique Privat, Toulouse, 1895, pp. 378-380.
[33] Louis F. *Devoirs de Mémoire*. *Op.cit.* p. 342.
[34] Brisou B, Sardet M. Dictionnaire des médecins, chirurgiens et pharmaciens de la Marine. *Op.cit.* pp. 192-193.

tard en 1890 la première promotion de l'École de Santé Navale de Bordeaux. Il soutint sa thèse de doctorat en médecine le 6 novembre 1893 avec pour sujet, l'étude bactériologique du chancre mou et du bubon.
À sa sortie de l'École, il choisit le Corps de Santé des Colonies et effectua un premier séjour en Afrique au Sénégal, puis en Côte d'Ivoire et de nouveau au Sénégal. En 1897, il fut affecté à Madagascar comme adjoint du directeur du service de santé, Charles Clavel (1849-1913), médecin principal des colonies et collaborateur du général Gallieni. Lasnet mit sur pied le premier service d'Assistance Médicale Indigène (AMI). L'AMI était une structure médicale couvrant l'ensemble de l'île de Madagascar, destinée à donner des soins gratuits à la population autochtone. D'abord appliquée sur les Hautes Terres Centrales, l'AMI, basée sur un maillage de formations sanitaires allant du dispensaire à l'hôpital secondaire et à l'hôpital de province, elle s'est étendue à toute l'île en 1901. C'est ce modèle qui a ensuite inspiré les responsables des Services de Santé d'Afrique et d'Asie[35].
En 1899, après un bref séjour au Sénégal, Lasnet revint à Madagascar pour enseigner à l'École de médecine de Tananarive. Il rejoignit l'Indochine en 1905 puis fut nommé professeur à l'École du Pharo à Marseille en 1910. Il repartit pour un troisième séjour à Madagascar en 1912 comme directeur de l'hôpital de Soavinandrina qui fut baptisé selon les noms de Girard et Robic, les concepteurs du vaccin contre la peste, de 1957 à 1991, avant de retrouver son nom d'origine.

Médecin-chef d'une division d'infanterie coloniale au début de la guerre 1914-1918, sa carrière militaire fut très rapide, puisque médecin lieutenant-colonel en 1914, il devint en moins de 5 ans médecin-général inspecteur. Il était en 1919, médecin-chef du service de santé de l'armée du Rhin et inspecteur du service de santé du groupe d'armées coloniales. Puis en 1928, il fut nommé inspecteur général du service de santé au ministère des Colonies.

Laissons parler Georges Girard (1888-1985) qui fut directeur de l'Institut Pasteur de Tananarive : « *Il a dans toutes les latitudes, mené la bataille contre les maladies qui menaçaient si gravement nos*

[35] Aubry P, Gaüzère B-A. Histoire de la santé dans l'océan Indien : soins, prevention, enseignement et recherche du XVIIe siècle au milieu du XXe siècle. *Med Santé Trop* 2016 ; 26 : 122-129.

populations coloniales. Il fut en particulier un administrateur et un organisateur remarquable dans les multiples fonctions qu'il a exercées au cours de sa féconde carrière ».

Lasnet est considéré comme le plus grand chef du Corps de Santé Colonial. Il est décédé le 14 novembre 1940. Il était membre titulaire de l'Académie des sciences coloniales et membre libre de l'Académie nationale de médecine.

André Thiroux fut le premier directeur de l'Institut vaccinogène et antirabique de Madagascar.

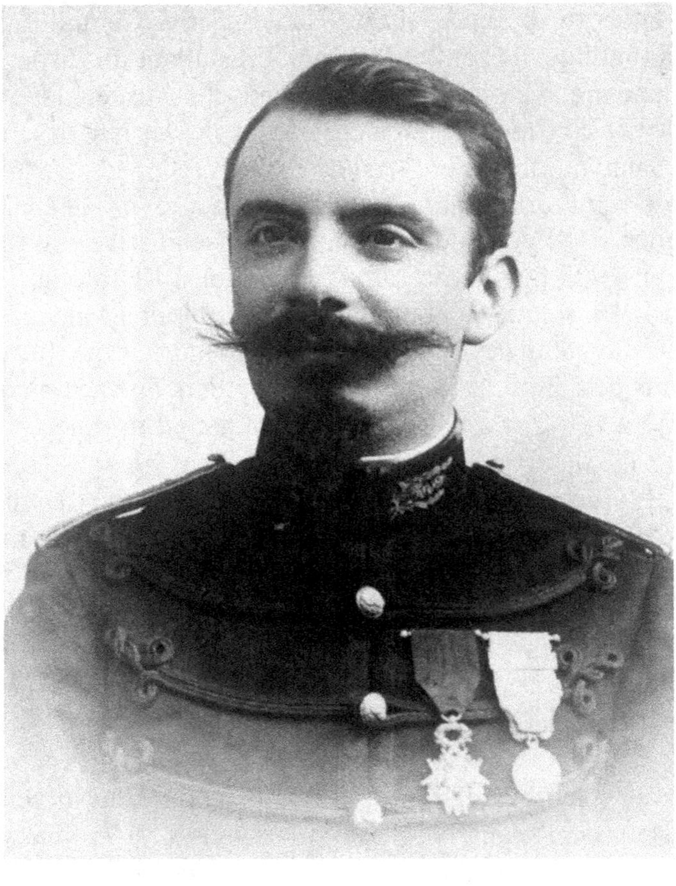

Figure 7 - André Thiroux.

André Thiroux[36] (1869-1960)

Né à Rouen en 1869, il intégra l'École de santé navale en 1890, en cours d'études médicales avec la première promotion. Il en sortit en 1891, médecin des colonies et fut envoyé en 1894 à la Martinique où sévissait la fièvre jaune qu'il contracta et à laquelle il survécut. À son retour, il fit un stage à l'Institut Pasteur de Lille dans le laboratoire d'Albert Calmette, puis à l'Institut Pasteur de Paris dans le laboratoire d'Alphonse Laveran.
En 1895-1897, il était en poste au Sénégal et au Soudan, où il prit part à la campagne contre Samory[37]. Le 5 janvier 1899, il débarqua à Tamatave alors que la peste y faisait pour la première fois son apparition. Il fut le premier directeur de l'Institut vaccinogène et antirabique qui venait d'être créé par Gallieni. En mai 1899, il fut envoyé en mission à La Réunion pour y étudier une maladie connue depuis longtemps sous le nom de lymphite infectieuse[38] et diagnostiqua la peste qui y était jusque-là passée inaperçue.
Il repartit au Sénégal en 1905, y resta huit ans et y organisa le laboratoire de bactériologie de Saint-Louis-du-Sénégal. De retour en métropole en avril 1913, il fut nommé professeur à l'École d'application du Pharo. Pendant la guerre 14-18, il fut successivement médecin de la 77e division d'infanterie, puis du 23e Colonial.
L'année 1918 le retrouva Directeur du service de santé de l'Annam. Il revint au Pharo de 1920 à 1926, puis repartit à Madagascar à la direction du service de santé.
Il décéda en 1960. Il était membre correspondant de l'Académie de médecine depuis 1920 et il fut l'un des premiers membres de la Société de Pathologie Exotique.

La France aux Comores

Effectuant le tour de Madagascar, sur l'ordre de l'amiral Anne Louis de Hell (1783-1864) gouverneur de l'île Bourbon de 1838 à 1841, le

[36] Girard G. André Thiroux (1869-1960). *Bulletin de la Société de Pathologie Exotique*, 1960 ; 53 :765-771.
[37] *Médecins et expéditions coloniales françaises au XIXe siècle* (Afrique noire et Madagascar). Éditions L'Harmattan 2020, 198 pages. P. Aubry P, B-A. Gaüzère.
[38] Aubry P, Gaüzère B-A. D'Eugène Vinson à André Thiroux : de la filariose lymphatique à la peste à l'Ile de La Réunion. *Med Trop* 2010 ; 70 : 443-445.

capitaine Pierre Passot (1806-1885), commandant *La Prévoyance,* négocia auprès de la Reine des Sakalava l'acquisition de l'île de Nosy-Bé. En outre, la reine lui indiqua que son oncle Andriantsoli, sultan de l'île de Mayotte, était disposé à lui céder son île, car toutes les îles de l'archipel des Comores (Mayotte, Grande Comore, Mohéli, Anjouan) étaient le théâtre d'affrontements fratricides entre les sultans. C'est ainsi que Mayotte devint Française[39] en 1843. En 1886, la France établit son protectorat sur les trois autres îles de l'archipel sous l'autorité du Gouverneur de Mayotte. L'archipel des Comores devint alors « les îles de Mayotte et dépendances ». Puis, les sultans ayant abdiqué, l'archipel des Comores forma, en 1912, une province de Madagascar avec pour chef-lieu l'îlot Dzaoudzi à Mayotte où fut implanté l'hôpital. La santé dans les Comores était alors liée à celle de Madagascar.

Alfred Le Roy de Méricourt[40] a été affecté à Mayotte en 1851, après avoir servi sur le bateau-stationnaire de l'océan Indien. Parmi les autres médecins français à Mayotte, citons Dominique Daullé et Alfred Grenat.

Dominique Isaac Daullé[41] (1821-1861)

Né le 13 décembre 1821 à Brest, chirurgien auxiliaire de 3e classe le 7 mars 1841, il servit sur la *Turquoise* puis fit une longue campagne sur la *Somme* de 1841 à 1846. Le 7 octobre 1846, il embarqua comme chirurgien-major sur la corvette la *Recherche* jusqu'au 24 août 1850 pour une campagne sur les côtes occidentales d'Afrique.
Désigné pour Mayotte, il y arriva le 29 février 1852, mais fut tout d'abord chargé du service de santé de l'île de Nosy-Bé (Madagascar) jusqu'au 28 septembre 1856. Il soutint sa thèse à Paris en 1857, au cours d'un congé en métropole, sur « *Cinq années d'observation médicale dans les établissements français de Madagascar (côte Ouest)* ». Il repartit en 1858 en poste à Mayotte. Au cours d'un séjour à La Réunion

[39] Martin J. La France à Mayotte et aux Comores. *Présences françaises outre-mer (XVIe-XXIe siècles) Tome 1 Histoire : périodes et continents.* ASNOM – Karthala, 2012 ; chapitre XXIV, pp. 645-650.

[40] Sa carrière a été retracée dans le premier tome : *Médecins et expéditions coloniales françaises aux Amériques du XVIe au XIXe siècle.* Éditions L'Harmattan 2021. P. Aubry, B-A. Gaüzère.

[41] Brisou B, Sardet M. Dictionnaire des médecins, chirurgiens et pharmaciens de la Marine. *Op.cit.* pp. 241-242.

pour un congé de convalescence, il y mourut le 9 janvier 1861 d'un accès palustre. Il était aussi atteint d'un rhumatisme articulaire aigu, compliqué d'une cardiopathie.
Observateur des plus consciencieux, il avait fait un travail remarquable sur Mayotte et ses dépendances (1852-1857), objet de sa thèse.

Alfred Louis Zacharie Grenet[42] (1825-1879)

Né le 30 avril 1925 à Carhaix, il entra à l'École de médecine navale de Brest le 26 septembre 1845 et en sortit chirurgien de 3e classe le 1er janvier 1848. Il alterna les embarquements et les séjours à l'hôpital de Brest et de Lorient. Il fut embarqué sur la frégate *Cléopâtre* en 1854-1855.

Chirurgien de 1re classe, le 25 mai 1861, il fut affecté comme chef du service de santé à Mayotte où il arriva le 24 septembre 1861. Il y resta quatre années jusqu'au 30 juin 1865. Le 25 juin 1866, il soutint sa thèse de doctorat en médecine à Montpellier[43] sur : « *Souvenirs médicaux de quatre années à Mayotte* ». Cette thèse a été analysée dans les *Archives de médecine navale* en 1868. Après des considérations hydro-météorologiques et telluriques, il y est écrit que « *Dzaoudzi [...] est réellement un lieu de guérison et de convalescence pour les colons de la grande Terre. C'est d'ailleurs là qu'est établi l'hôpital de la colonie* ». Suivent des développements sur les principales maladies observées : les fièvres paludéennes, les dysenteries, l'hématurie endémique, le pian, l'ulcère contagieux du Mozambique[44]...
En 1868, ayant exprimé le désir de ne plus servir aux colonies, il fut nommé médecin du 2e Bataillon de marins et participa activement au siège de Paris du 8 août 1870 au 11 février 1871. Il publia un article sur : « *Le scorbut au fort de Bicêtre pendant le siège de Paris par les*

---

[42] Brisou B, Sardet M. Dictionnaire des médecins, chirurgiens et pharmaciens de la Marine. *Op.cit.* p. 382.
[43] Revues des thèses soutenues par les médecins de la Marine Impériale pendant l'année 1866. *Archives de médecine navale* 1868, 10, 153-140.
[44] Ulcère contagieux du Mozambique : maladie désignée à l'île de la Réunion, sous le nom de pian, mais qui n'est pas le pian véritable. Selon les descriptions faites localement par le Dr Vinson, il s'agit vraisemblablement de l'ulcère tropical ou phagédénique.

Prussiens, hiver de 1870-1871 », dans les *Annales d'hygiène publique et privée* en 1871, un exemple du scorbut « de terre ».
Il fit valoir ses droits à la retraite à compter du 11 janvier 1871 et décéda à Carhaix le 10 janvier 1878.

La France dans les Mascareignes

Les Français s'installèrent à l'île Bourbon (future île de La Réunion) en 1665 et à l'île de France (future Île Maurice) en 1715.
La Réunion avait été découverte le 9 février 1507 par le Portugais Diego Fernandes Pereira qui l'avait nommée Santa-Apolina. Pedro Mascareinas - un autre Portugais - en prit possession en 1512, mais sans l'occuper. L'île qui n'hébergeait aucune population autochtone demeura déserte jusqu'en 1646, année au cours de laquelle Jacques Pronis y débarqua douze mutins de Fort-Dauphin qui purent y vivre trois années en très bonne santé. L'occupation permanente débuta en 1665 avec la Compagnie des Indes orientales. Le climat de l'île était très bénéfique pour les marins sur la route des Indes, en particulier pour ceux atteints de scorbut, d'où le nom donné à Bourbon « d'île hôpital[45] ». Les malades étaient soignés par les chirurgiens « navigans » de la Compagnie des Indes orientales.

L'arrivée des premiers colons entraîna la mise en culture des Mascareignes. La culture du café réclamait une nombreuse main d'œuvre. La traite des esclaves débuta à partir de Madagascar en 1717 et de la côte du Mozambique en 1733. Puis, la culture du café fut délaissée au profit de la culture de la canne à sucre qui se développa de façon intensive et occasionna une recrudescence de l'esclavage. Après l'abolition de l'esclavage en 1835 à l'île Maurice et en 1848 à La Réunion, ce fut l'engagisme qui prit le relais, avec le recrutement des « engagés » venant en particulier d'Inde (les Malabars), introduits dans la colonie par les propriétaires d'anciens esclaves pour les remplacer dans les plantations.

En 1715, la Compagnie des Indes orientales, installée à Bourbon depuis 1665, prit possession de Maurice - nom donné en 1598 par les premiers

---

[45] Gaüzère B-A, Aubry P. Histoire de la médecine à l'île Bourbon – La Réunion. *Tome 1. De la découverte de l'île à nos jours. 319 p. Tome 2. Histoire des maladies,* 273 p. L'Harmattan, 2017.

colons hollandais en l'honneur de Maurice de Nassau, le stathouder[46] de Hollande - et la nomma « Isle de France ». C'est à Port-Louis que fut installé dans les Mascareignes le premier hôpital pour scorbutiques, en raison de l'impossibilité de disposer d'un port sûr et à l'abri des cyclones à l'île Bourbon.
François Mahé de La Bourdonnais (1699-1753), gouverneur des Mascareignes pour la Compagnie des Indes de 1735 à 1747, souhaitant que l'île de France devienne un important carrefour maritime sur la route des Indes, voulut y assurer le rétablissement des marins atteints de scorbut. Il décrivit le triste état des hôpitaux de Bourbon et de l'île de France au début du XVIIIe siècle. À Bourbon, il n'y avait plus rien, un hôpital en bois à Saint-Paul ayant été détruit par un cyclone en 1733. À l'île de France, il y avait, en 1735, pour tout hôpital une salle en bois pouvant contenir 35 à 40 lits. Mahé de La Bourdonnais écrit : « *Le lendemain de mon arrivée, je fis travailler à en faire trois autres pareilles avec une cuisine de pierre (...). Au bout d'un an voyant que les scorbutiques ne guerissoient point au port du N.O.* (Port-Louis*), je fis faire un hôpital à la Baye des Tortues où les malades se rétablissoient mieux qu'au port...* » Il ajoute : « *Ainsi vous aves à présent des hôpitaux à la ville et à la campagne pour 400 hommes. C'est tout ce qu'il vous faut tandis que l'île de France ne sera qu'une simple relâche* ».

Venant des Indes ou d'Afrique, les épidémies atteignirent Maurice, et La Réunion aux XVIIIe et XIXe siècles (variole en 1729, choléra en 1819, peste en 1899). Pour empêcher la diffusion des maladies pestilentielles, des lazarets furent ouverts à La Réunion. Le premier fut le lazaret de la Ravine-à-Jacques, situé à quelques kilomètres à l'est de Saint-Denis, en 1775 où furent « séquestrés » des esclaves atteints de variole. L'ordonnance locale du 15 mai 1824 adapta au régime de la colonie la loi métropolitaine du 3 mars 1822 sur les maladies pestilentielles. Le lazaret de la Grande-Chaloupe fut aménagé en 1860 pour faire face à l'arrivée des engagés, à quelques kilometres du précédent.

---

[46] Le stathoudérat (en néerlandais *stadhouder*, qui se traduit par lieutenant et équivaut au *statthalter*, ou gouverneur général en Allemagne) était une fonction politique et militaire médiévale aux Pays-Bas.

Les hôpitaux à Bourbon étaient limités aux hôpitaux maritimes de Saint-Paul et de Saint-Denis qui étaient réservés aux marins et aux soldats. La colonie ne possédait pas d'établissement hospitalier pour recevoir les malades indigents. Il fallut attendre 1846 et la fondation d'une Maison de santé pour apporter des soins à la population. La Maison de santé, située à Saint-Denis, fut louée en 1849 par la Colonie et prit le nom d'Hôpital civil qui devint, en 1862, l'Hôpital colonial, propriété de la Colonie, pouvant contenir 205 lits. Cet hôpital fut remplacé en 1899 par l'Hôpital du camp Ozoux, reconstruit en 1906 sous le nom d'Hôpital Félix Guyon. Félix Guyon (1831-1920), père de l'urologie moderne, fils d'un chirurgien de marine et d'une jeune créole, était né à La Réunion. Un second hôpital colonial fut ouvert à Hell-Bourg à 900 mètres d'altitude. Il servit d'hôpital de convalescence aux malades impaludés du corps expéditionnaire de Madagascar de 1894 à 1896.

À La Réunion, les médecins français luttèrent contre les épidémies de variole, de choléra, de paludisme, de peste.

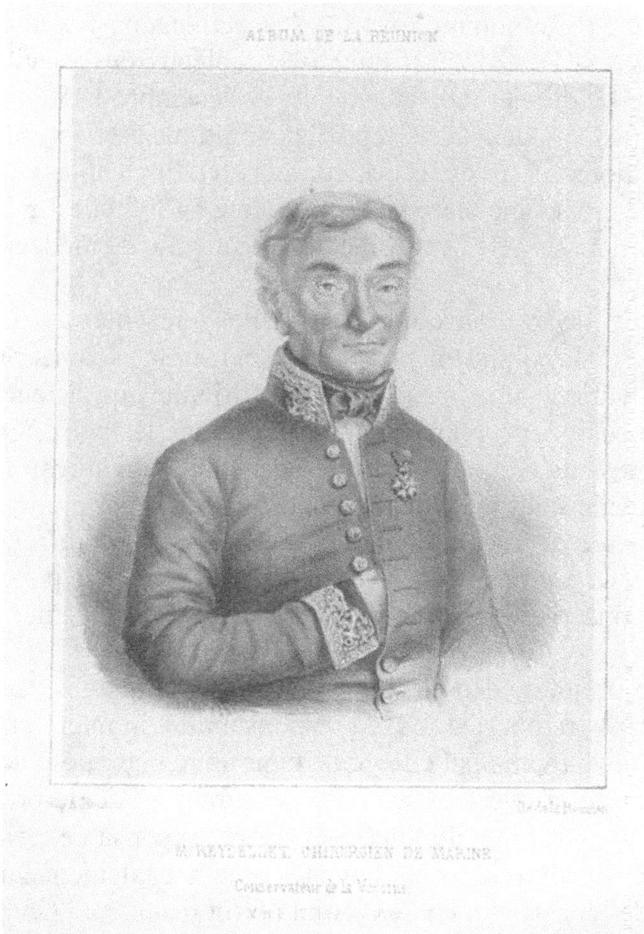

Figure 8 - Alexandre Reydellet

Alexandre Philibert Charles Reydellet[47] (1793-1859) et la variole

Né le 15 décembre 1793 à Bourg dans l'Ain, Alexandre Reydellet commença sa carrière médicale en 1813 comme chirurgien de marine lors des dernières campagnes de Napoléon 1er. Il participa à la bataille de Leipzig du 16 au 19 octobre 1813. Après Waterloo, il fut envoyé à l'île Bourbon où il arriva en avril 1815.
Instruit de la protection contre la variole par la vaccination dans les armées, Reydellet décida de vacciner la population réunionnaise contre

[47] Brisou B, Sardet M. Dictionnaire des médecins, chirurgiens et pharmaciens de la Marine. *Op.cit.* p. 674.

la variole[48]. Il fut nommé en 1825 « *vaccinateur pour la commune de Saint-Denis* ». Dés 1827, il publia les tableaux des vaccinations qu'il effectuait. Le dernier tableau date du 31 décembre 1855. En trente ans, de 1825 à 1855, Alexandre Reydellet a pratiqué 79 546 vaccinations ou revaccinations. Il envoyait des comptes-rendus manuscrits au Comité central de la vaccine, créé en métropole en 1800 et remplacé en 1823 par la Commission de la vaccine de l'Académie de médecine.

Le 8 août 1836, Alexandre Reydellet présenta au Directeur de l'Intérieur de la colonie un projet de décret sur la vaccination préventive contre la variole. Il y faisait part des difficultés qu'il rencontrait pour mener sa campagne, en particulier du fait que les personnes vaccinées ne se représentaient pas à la visite la semaine qui suivait l'injection et que le vaccin était ainsi perdu, l'immunisation se pratiquant à partir d'une pustule de vacciné. Le rôle du médecin vaccinateur n'était pas seulement de « propager » la vaccination au sein de la population, mais aussi de conserver le virus et donc d'entretenir la vaccine.

Dans son projet de décret, Reydellet proposait que les vaccinations se fassent dans les mairies sous la responsabilité du maire et en présence d'un employé municipal chargé de tenir un registre des vaccinations. Il demandait aussi que tous les enfants entrant à l'école primaire soient vaccinés, le directeur de l'école en étant responsable, et que tous les enfants des esclaves et des engagés soient également vaccinés dans l'année de leur naissance. Ce projet ne fut discuté au Conseil colonial qu'en juillet 1838 et deux ans plus tard, l'arrêté signé en septembre ne stipulait simplement qu'un registre devait être tenu par un employé de la mairie désigné par le maire et visé par le médecin vaccinateur.

La Réunion a connu de 1729 à 1859 plusieurs épidémies. Concernant l'épidémie de 1851-1852, Reydellet écrivit : « *Ne pouvant à moi seul satisfaire à toutes les exigences, je fournissais du vaccin à tous mes confrères, je mettais à leur disposition des sujets porteurs de belles pustules et les engageais à pratiquer dans leur clientèle autant de vaccinations qu'il leur en serait demandé* ». Il ajoutait : « *Non seulement, j'ai abondamment pourvu les vaccinateurs de toutes les*

[48] Gaüzère B-A, Aubry P. Alexandre Reydellet, chirurgien de la marine (1793-1859) : une vie consacrée à la lutte contre la variole à La Réunion. *Med Santé Trop* 2012 ; 22 : 266-269.

communes de l'île du fluide recueilli sous verre, mais encore j'ai très fréquemment vacciné des sujets voyageurs qui, de retour dans leurs différentes localités et pourvus de belles pustules, les ont mises de ma part à la disposition de mes collègues ainsi que toutes les personnes qui savaient s'en servir. Je puis dire que, durant cette épidémie, j'ai, autant qu'il m'a été possible, inondé le pays de vaccin ». Reydellet a donc largement dépassé ses attributions de vaccinateur de la commune de Saint-Denis et a permis la vaccination dans toute l'île.

Mis à la retraite le 16 juin 1852, Reydellet ne suspendit ses activités de vaccination que le 31 décembre 1858. Il décéda le 17 novembre 1859. Dans sa notice nécrologique du 4 janvier 1860, le Docteur Mazaé Azéma (1823-1886), qui reprit le flambeau de vaccinateur, a écrit : « *Parmi les hommes dont l'existence a été la plus utile à la colonie, il faut placer le docteur Reydellet, chirurgien de la marine, chevalier de la Légion d'honneur, conservateur de la vaccine* ».

François Auguste Vinson (1791-1851) et le choléra

Né à Rochefort en 1791, reçu bachelier *ès*-lettres à Poitiers à l'âge de 14 ans, François Auguste Vinson fit cinq ans d'études en médecine dans les hôpitaux de Niort et de Rochefort, et fut reçu à 20 ans, le 28 décembre 1816, officier de santé par le jury médical du département de la Charente-inférieure, dépendant de la Faculté de Montpellier.
En 1817, la flûte *L'Éléphant* amena à Bourbon quatre jeunes chirurgiens de Marine : Baudry et Vinson qui vont rester à Bourbon et Monod et Bourignon qui vont continuer leur carrière dans la Marine et mourir de la fièvre jaune aux Antilles. Arrivé à Bourbon, Vinson quitta la Marine et s'y fixa. C'est alors que la première épidémie de choléra atteignit l'île Maurice en 1819, apportée par la frégate anglaise *La Topaze* en provenance de Calcutta, puis l'île Bourbon en 1820. *« Le mal fut, de l'île Maurice, où il venait d'exercer ses ravages, importé chez nous par le bateau Pivert et fit explosion le 23 janvier 1820, pour disparaître à la fin du mois de mars de la même année* ». Plusieurs cas furent signalés d'emblée chez des Noirs affectés au déchargement du navire.
Le choléra, qui n'atteignit l'Europe occidentale qu'en 1832, était alors peu connu. Notamment, la nature éminemment contagieuse du « *choléra morbus* » n'était pas admise. François-Auguste Vinson s'attacha alors à l'étude de la maladie et tout particulièrement de sa

transmission[49]. Il publia un mémoire qu'il adressa à l'Académie royale de Médecine, qui venait juste d'être créée, et qui lui valut le 3 avril 1821 le titre de membre correspondant ainsi qu'une lettre élogieuse de son président. À l'âge de 23 ans, Vinson prévoyait l'extension mondiale du choléra et décrivait sa contagion et sa transmission avec vingt ans d'avance sur ces contemporains. Raisonnant à partir de ses observations, Vinson démontra le caractère transmissible du choléra et fit également le lien avec les conditions atmosphériques favorables au développement de la maladie, en constatant que l'été austral est l'époque de l'éclosion et que l'hiver austral est celle des rémissions. Il subodora le rôle d'un agent pathogène, qu'il appela « principe » et qui ne fut isolé qu'en 1883 par Robert Koch (1843-1910) à Alexandrie.

Vinson écrit : « *Tout en admettant la toute-puissance d'action de la chaleur, qu'on ne pense pas qu'elle joue le rôle exclusif et qu'on se garde bien de la considérer comme cause principale, la chaleur a contribué à faire éclore le choléra, mais il ne l'a jamais produit : cette cause, qui a toujours existé à l'île Bourbon, n'aurait certainement jamais pu enfanter une épidémie semblable, si l'importation d'un principe déjà démontré n'avait été opérée* ». Les connaissances acquises au fil du temps sur le choléra vont confirmer la pertinence prémonitoire de ces observations faites à La Réunion en 1828.

François-Auguste Vinson décéda d'un accident vasculaire cérébral le 2 août 1851. Il avait été l'un des membres les plus éminents de l'Association des Francs-créoles qui obtint en 1831 la création d'une Assemblée coloniale élue. À la fin de sa vie, il participa à l'introduction du bois de quinquina dont l'écorce sert à traiter le paludisme. Son fils Jean Dominique Philippe Auguste Vinson (1819-1903), médecin, poète, membre correspondant de l'Académie des Sciences, acclimata le quinquina à La Réunion.

---

[49] Gaüzère B-A, Aubry P. Les épidémies de choléra à La Réunion au XIXe siècle. *Med Sante Trop* 2012 ; 22 : 131-136.

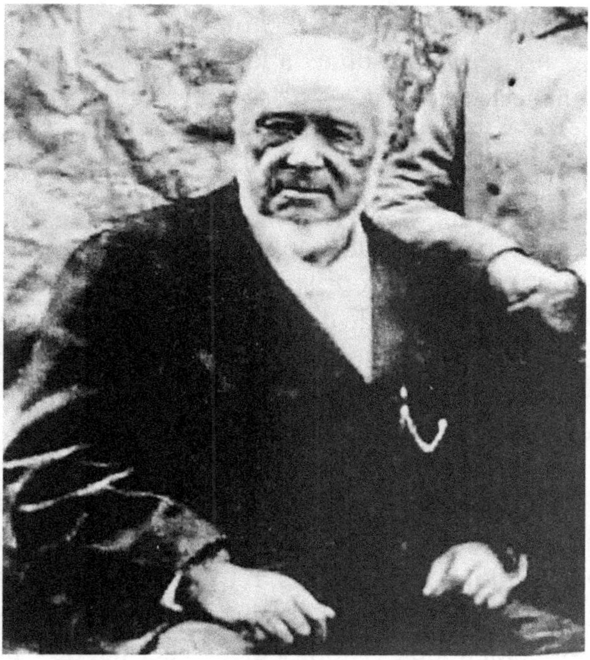

Figure 9 - Jean-Marie Mac-Auliffe.

Jean-Marie Mac-Auliffe (1837-1908) et le paludisme.

Il naquit à Rennes le 28 mars 1837 dans une famille d'origine irlandaise du comté de Cork, établie en France avec la suite de Jacques II d'Angleterre qui s'était exilé lors de la guerre qui l'avait opposé à Guillaume d'Orange en 1688. Diplômé de la Faculté de médecine de Paris, il s'engagea dans la Marine et accomplit l'ensemble de sa carrière dans l'océan Indien.

Il était en poste à La Réunion quand éclata en 1865, sur le littoral, une épidémie de « fièvres ». Il était alors affecté au lazaret de la Grande Chaloupe où il observa quelques cas de fièvre chez des engagés débarqués de l'*Eastern Empire* en provenance de Calcutta. Il nota qu'un grand nombre d'immigrants présentait des signes de cachexie palustre et un Indien décéda d'accès pernicieux le 27 décembre 1864. À la fin de l'isolement, les Indiens furent envoyés dans différents « établissements de sucrerie ». Mac-Auliffe fut affecté le 7 mars 1865 à la Rivière-Du-Mât, dans une sucrerie où plusieurs décès avaient été signalés chez les engagés indiens et chez les colons. Mac-Auliffe publia en 1868 dans les *Archives de Médecine navale*, trois articles qui lui valurent la médaille d'or du Concours de Médecine Navale. Pour lui, cette épidémie de fièvre était due au paludisme. Il écrivit que le sulfate de quinine donne de bons résultats à la dose de 1,50 à 3 grammes par jour. C'est bien, écrit-il, « *en 1865-1868 que l'île de La Réunion et l'île Maurice, ces deux sœurs jumelles célèbres dans toute la mer des Indes furent frappées par une très grave épidémie de fièvres palustres*[50] ».

Mac-Auliffe effectua ensuite un séjour à Zanzibar, où il fut le médecin du Sultan. Il quitta Zanzibar pour la France à l'annonce de la guerre de 1870, mais y arriva bien après le désastre de Sedan. Il repartit alors pour l'océan Indien et fit plusieurs embarquements entre les Seychelles, les Comores et Madagascar. En 1874, il fit naufrage sur l'îlot Alphonse des îles Amirantes.

De retour à La Réunion, il exerça à l'hôpital militaire du cirque de Salazie, où il fut « *la providence des pauvres d'Hell-Bourg et l'ami dévoué de tous les voyageurs* ». Puis, retraité sur sa demande en 1881, il exerça à titre privé sur le littoral à Saint-Paul, avant d'être nommé, en 1899, médecin-résident de l'Établissement Thermal de Cilaos, l'un des trois cirques montagneux de la Réunion. Mac-Auliffe y avait effectué un premier séjour comme touriste en 1863, y était revenu comme curiste en 1876 et était tombé amoureux de Cilaos. Victorine Saly dite Anna était la fille de Pierre « Victor » Trollé (1811- ?), médecin, le premier à avoir étudié les vertus thérapeutiques des eaux de Cilaos découvertes en 1818. Saly était décédée à la naissance de leur cinquième enfant, Angèle, en 1877.

Mac-Auliffe décrivit en 1902 le paludisme d'altitude[51]. À partir de la côte, le paludisme a atteint progressivement les villages sur la piste de Cilaos, situé à 1 200 m d'altitude. Il publia la même année : « *Cilaos, pittoresque et thermal, guide médical des eaux thermales* ». Il y écrit : « *La première édition de ce travail était en cours de publication lorsqu'il me fut donné de prendre connaissance des dernières études [...] du Dr Ronald Ross sur son mode de propagation* ». Il ajoute : « *Une seule hypothèse permet d'expliquer le transport du sang intact et*

---

[50] Le paludisme a été évoqué dans les annexes de l'ouvrage *La France et ses médecins aux Amériques du XVIe au XIXe siècle*. Éditions L'Harmattan, Aubry P, Gaüzère B-A.

[51] Aubry P, Gaüzère B-A. Jean-Marie Mac-Auliffe, l'île de la Réunion et le paludisme. *Med Trop* 2009 ; 69 : 235-236.

du parasite qui y est contenu : cette hypothèse est le transport par les insectes suceurs du sang humain, tels que les moustiques ».

Sa fille Angèle accompagna son père à Cilaos. Elle y apprit la broderie en autodidacte et inventa le « Jour de Cilaos » toujours populaire. Elle mourut de la rougeole en 1908 à l'âge de 31 ans. Son fils Victor (1870-1927) étudia la médecine en France et fut médecin attaché aux troupes coloniales pendant la conquête de Madagascar. Il démissionna de l'armée en 1898 et exerça à La Réunion. Mobilisé en 1914, il passa les quatre années de guerre au front, puis, il revient à La Réunion en 1919 et travailla à la maternité de l'Hôpital colonial.

Jean-Marie Mac-Auliffe est décédé le 30 septembre 1908 et est enterré au petit cimetière de Cilaos où sa tombe est toujours entretenue avec amour et respect par la population.

Philippe Vinson, un médecin français, devenu citoyen britannique à l'île Maurice.

Vinson Philippe, Lucien, Eugène[52] (1831-1910) : la filariose lymphatique et la peste.

Né le 9 janvier 1831 à Sainte-Suzanne à La Réunion, il était le fils de Jean Elie Vinson, issu d'une vieille famille de Rochefort. Admis à l'École de médecine navale de Brest en 1849, il fut nommé chirurgien de 3e classe le 7 juin 1852 et embarqua sur la corvette *Prévoyante* de 1853 à 1857. En 1854, il assurait le service médical de l'île de Nuku-Hiva dans l'archipel des Marquises qui servait alors de lieu de déportation. On y comptait 900 personnes dont 200 Européens, marins, soldats, colons, missionnaires et déportés politiques. Il apportait également ses soins aux équipages de trente navires baleiniers américains et français fréquentant les parages. Il exerça ensuite en Nouvelle-Calédonie en 1855-1856, toujours sur La *Prévoyante*. Rentré en France en février 1857 au terme de cette longue campagne de quatre ans en Océanie, il soutint sa thèse de doctorat en médecine à Paris en 1858, intitulée : « *Éléments d'une typographie de la Nouvelle-Calédonie et de l'île des Pins* ».

[52] Brisou B, Sardet M. Dictionnaire des médecins, chirurgiens et pharmaciens de la Marine. *Op.cit.* p. 816.

Il démissionna de la Marine et rentra à La Réunion où il exerça la médecine privée. Il fut pendant une dizaine d'années membre du conseil municipal de Saint-Denis, œuvrant pour que les Sœurs de Saint-Vincent-de-Paul soient attachées comme infirmières à l'hôpital communal. En 1869, il fut nommé chirurgien aide-major des milices de l'île.

En décembre 1872, Eugène Vinson partit s'installer avec toute sa famille à l'île Maurice et devint citoyen britannique. En 1873, il fut nommé *Government Medical Officer,* chargé des vaccinations, et médecin de la commission des pauvres.

En 1877, il fit paraître dans les *Annales de Médecine Navale* un article intitulé : « *Contribution à l'étude de la lymphite grave (maladies des glandes) à Maurice et à la Réunion* ». Confronté à cette maladie au cours de ses différents séjours dans les îles, Vinson sépara la lymphite inflammatoire due à la filariose lymphatique[53] survenant sur des atteintes lymphatiques constituées (lymphœdème ou éléphantiasis), de la lymphite profonde infectieuse. Il écrit : « *Il n'y a pas à en douter, l'inflammation des lymphatiques profonds est une véritable infection de l'appareil lymphatique par du pus […]* ». En 1899, André Thiroux, premier directeur de l'Institut vaccinogène et antirabique de Tananarive, envoyé en mission à La Réunion pour y étudier une maladie depuis longtemps connue sur place sous le nom de « lymphangite infectieuse », diagnostiqua la peste bubonique[54].
Eugène Vinson fut médecin-chef de l'hôpital de Moka à l'île Maurice dès sa fondation en 1886 et jusqu'en 1905. Il décéda le 4 décembre 1910 à Moka.

La France aux Seychelles

Les Français ont été les premiers à s'installer durablement aux Seychelles au début du XVIIe siècle. C'est en 1742 que François Mahé de La Bourdonnais, gouverneur des Mascareignes, prit possession des

[53] La filariose lymphatique a été évoquée dans les annexes de l'ouvrage *La France et ses médecins aux Amériques du XVIe au XIXe siècle*. Éditions L'Harmattan, Aubry P, Gaüzère B-A.
[54] Aubry P, Gaüzère B-A. D'Eugène Vinson à André Thiroux : de la filariose lymphatique à la peste, à l'île de La Réunion. *Med Trop* 2010 ; 70 : 443-445.

Seychelles. L'île de Mahé fut déclarée possession française le 1er novembre 1756 et les autres îles *« à vue et au-delà de la vue »* le furent en 1768. Les premiers colons en provenance de l'île de France s'y installèrent dès 1770, baptisant l'archipel en l'honneur de Jean Moreau de Seychelles (1690-1760), contrôleur général des finances de Louis XV. Toutefois, la colonie ne prit son essor qu'en 1794, sous l'autorité du gouverneur Jean-Baptiste Quéau de Quincy (1748-1827), en y battant alternativement pavillon français et pavillon britannique, en fonction des navires qui y faisaient escale. Les Seychelles devinrent officiellement anglaises par le traité de Paris[55] de 1814.

Thomas Drago (1852-1926), un médecin français aux Seychelles.

Né le 1er janvier 1852 à Ajaccio, il entra dans la marine en 1874. Il fut aide-médecin le 4 novembre 1874, médecin de 2e classe le 6 novembre 1877 affecté au port de Toulon et au 1er janvier 1879, chirurgien aide-major au 4e RIMa en Guyane. Au 1er janvier 1881, il servait au Régiment d'artillerie de marine de Toulon. Il embarqua le 1er janvier 1885, comme médecin-major du croiseur le *d'Estaing* de la division navale de l'océan Indien[56].

Les médecins français ne servaient pas à terre aux Seychelles, devenues colonies anglaises en 1814. Ce furent les médecins de la division navale de l'océan Indien qui, en escale aux Seychelles, écrivaient un rapport médical[57], en particulier, sur l'île principale Mahé, dont la capitale est Port-Victoria. On connaît ainsi la rareté des maladies endémiques à Mahé, l'île la plus importante des Seychelles, qui possédait un hôpital d'une quarantaine de lits dirigé par le médecin du gouvernement. Pour les Français présents sur l'île, le climat était tellement salubre que les malades venant de Madagascar ne tardaient pas « *à recouvrer la santé, malgré le manque de médecins et souvent de médicaments convenables* ».

Thomas Drago décrivit une population composée de Blancs d'origine française pour la plupart, d'Indiens venus de Bombay, de Chinois et de Noirs ou Métis. Il ajoute : « *On ne parle à Mahé que la langue française, malgré les efforts des autorités britanniques pour amener*

[55] Le traité de Paris de 1814 fixa les frontières de la France après la première abdication de Napoléon.

[56] Drago Th. Rapport de campagne du croiseur d'Estaing. *Archives de médecine navale* 1890 ; 53 : 321-376.

[57] Rapport médical. *Archives de médecine navale* 1888, n°50, 525-530.

l'usage exclusif de la langue anglaise ». Il signala qu'« *on rencontre assez souvent dans les rues de Port-Victoria des lépreux* », ce qui est dû à la création de villages de lépreux ouverts en 1817 dans l'atoll de Providence et en 1929 à l'île Curieuse, voisine de Praslin, pour accueillir les lépreux des îles anglaises de l'océan Indien, en particulier de l'île Maurice.

Revenu en France le 28 novembre 1890, Drago servit tantôt embarqué, tantôt à terre. Il quitta le service actif le 1er décembre 1911. Il fut rappelé le 14 mai 1915 comme Chef de l'Hôpital de Sainte-Anne de Toulon et membre du Conseil de santé du 5e arrondissement maritime à Toulon. Il resta à ce poste pendant toute la guerre et décéda en 1926.

La France aux Indes

C'est en 1673 que les Français obtinrent d'Aurangzeb (1618-1707) - souverain de l'Empire moghol de 1658 à 1707 - le droit de s'établir à Pondichéry. Le premier gouverneur de Pondichéry, François Martin (1634-1706), transforma, dès 1674, ce petit village de pêcheurs en une ville fortifiée et étendit les possessions françaises sur la côte de Coromandel pour le compte de la Compagnie des Indes orientales. Ses successeurs poursuivirent son action. Joseph François Dupleix (1697-1763), gouverneur des Indes de 1742 à 1754, écrivit une page mémorable de la France en Inde avec la conquête du Deccan, vaste plateau s'étendant sur la majeure partie de l'Inde centrale et méridionale. Mais, la guerre de Sept-Ans (1756-1763), conflit majeur du XVIIIe siècle, opposant principalement le Royaume de France au Royaume de Grande-Bretagne, et qui se déroulait simultanément dans plusieurs continents et dans de nombreux théâtres d'opérations, vint se répercuter jusqu'en Inde. Par le traité de Paris[58] de 1763, la France céda son empire des Indes aux Anglais, ne conservant que cinq comptoirs : Pondichéry, Chandernagor, Karikal, Mahé et Yanaon. Par la suite, l'entrée en guerre de la France aux côtés des colonies d'Amérique contre l'Angleterre entraîna l'occupation des comptoirs français de l'Inde par les Anglais jusqu'en 1783.

---

[58] Le traité de Paris de 1763 mit fin à la guerre de Sept Ans et réconcilia, après trois ans de négociations, la France et la Grande-Bretagne. Les préliminaires furent signés le 3 novembre 1762 à Fontainebleau. Le traité définitif fut signé le 10 février 1763.

Le traité de Versailles[59] de 1783 rendit les comptoirs à la France. Mais ceux-ci furent occupés pour la troisième fois en 1793 par les Anglais qui restituèrent Pondichéry à la France lors du second traité de Paris[60] en 1814. C'est alors que put se développer Pondichéry aux plans des infrastructures, de l'industrie, de l'éducation, de la santé pendant un siècle et demi jusqu'en 1954, année de la restitution de Pondichéry à l'Inde.

Plusieurs siècles avant notre ère, l'art de guérir s'étudiait en Inde dans des traités manuscrits qui nous sont parvenus. La défaite religieuse du bouddhisme et l'avènement du brahmanisme ainsi que les invasions successives, amenèrent un rapide déclin de la médecine. Les médecins empiriques devinrent plus ignorants sans cesser d'être indispensables à la société hindoue. Les premiers contacts entre les chirurgiens de la Compagnie des Indes, puis de la Marine Royale débarqués des escadres et les médecins indigènes issus des collèges des missionnaires et des institutions brahmaniques, remontent au XVIIe siècle.

Les structures de santé à Pondichéry étaient alors insuffisantes. Un premier hôpital français fut édifié par les jésuites dans la ville blanche en 1690. François Martin fit construire en 1699 un nouvel hôpital. Un troisième hôpital vit le jour en 1738 pour les militaires malades : soldats du Comptoir ou marins atteints de scorbut, mais aussi asile pour les vieux soldats et les familles des employés de la Compagnie des Indes restés sur place. Ce n'est qu'au début du XIXe siècle que les populations autochtones purent y accéder. Un quatrième hôpital, l'hôpital colonial, fut construit en 1853. Les médecins de la Marine, puis des Colonies affectés à l'Hôpital de Pondichéry rapportèrent leurs expériences acquises sur le terrain dans les *Archives de médecine navale* (1864-1889), puis dans les *Archives de médecine navale et coloniale* (1890-1896). Les principales pathologies décrites étaient : le paludisme, la

---

[59] Le traité de Versailles de 1783 fut un traité « composé » de trois traités bilatéraux définitifs de paix et d'amitié signés par la Grande-Bretagne : avec respectivement un traité avec la France qui mettait fin à la guerre franco-anglaise ; un second traité avec l'Espagne qui mettait fin à la guerre anglo-espagnole ; et en 1784, un troisième traité avec les Provinces-Unies qui mit fin à la quatrième guerre anglo-néerlandaise.

[60] Le traité de Paris du 30 mai 1814 fixait les frontières de la France après la première abdication de Napoléon exilé à l'île d'Elbe. Cet accord fut remis en question par l'épisode des Cent-Jours et un nouveau traité fut signé en 1815.

dysenterie, le choléra, la variole, la peste, le béri-béri, l'éléphantiasis des Arabes ou des pays chauds, la lèpre, les morsures de serpent et les piqûres de scorpion.

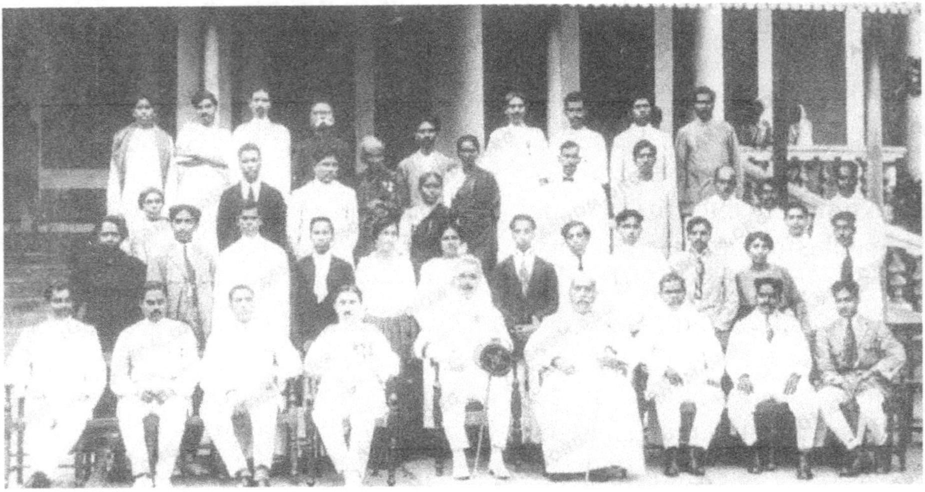

Figure 10 - Jean-Baptiste Beaujean (assis au centre de la photo).

Jean-Baptiste Beaujean[61] (1821-1867) : un médecin français à Pondichéry

Né le 5 juin 1821 à Rochefort, Jean-Baptiste Beaujean fut admis comme élève entretenu à l'École de médecine navale. Chirurgien de 3e classe le 11 décembre 1841, il servit sur l'*Observatoire*. Le 27 décembre 1842, il fut muté à Toulon et embarqua sur le *Montebello*. D'avril à octobre 1843, il servit sur le *Jupiter* puis revint à Rochefort, servant tantôt à terre, tantôt sur mer jusqu'en 1846. Puis, désigné pour le comptoir d'Assinie dans le golfe de Guinée, il partit pour le Sénégal sur la corvette la *Recherche*. Il fit campagne de mai 1847 à juin 1849. Nommé chirurgien de 1re classe le 27 novembre 1852, il fut affecté à l'hôpital de Brest, puis à Saint-Louis-du-Sénégal de 1852 à 1854. En 1855, il fit campagne en mer Baltique sur le *Duquesne*. Le 1er février 1856, il soutint sa thèse à Montpellier sur « *Quelques observations médicales sur la campagne de la mer Baltique-Duquesne 1855* ».

[61] Massey J. Dr J-B-J Beaujean, *Médecin en Chef de la Marine et la fondation de l'École de Médecine de Pondichéry en 1863*. 1 vol, 2007, Imprimerie Ipadour, Pau.

Embarqué sur le *Richelieu*, il participa au transport des immigrants indiens destinés aux Antilles. La *Revue algérienne et coloniale* de novembre 1860 publia son article sur l'« *Immigration indienne. Rapport sur le voyage du* Richelieu *de Pondichéry à la Martinique (du 4 janvier au 4 mars 1860)* ».

C'est en 1861 que Jean-Baptiste Beaujean, promu médecin principal, fut affecté à Pondichéry comme chef du service de santé. Les trois médecins et le pharmacien de la Marine ne suffisaient pas aux besoins sanitaires du comptoir et la création d'une École de médecine devenait indispensable pour former des médecins locaux. Elle fut créée en 1863 par le Gouverneur Louis Bontemps (1813-1872) - gouverneur de 1863 à 1871 - sous l'impulsion de Beaujean dont ce fut l'œuvre majeure de sa carrière[62]. L'École formait, outre les médecins indigènes, des sages-femmes et des infirmiers vaccinateurs mobiles pour la vaccination antivariolique. Les étudiants en médecine y suivaient une scolarité de trois années. La matinée était consacrée aux stages cliniques à l'Hôpital colonial et l'après-midi aux cours. Beaujean enseignait la clinique médicale et chirurgicale.
Beaujean mourut à son poste le 23 juillet 1867, victime d'une attaque foudroyante d'apoplexie. Le gouverneur lui a rendu un bel hommage : « *Dans ce corps d'élite de la médecine navale où le dévouement et le sacrifice sont traditionnels, le Docteur Beaujean tenait une place éminente, par son mérite, par sa modestie, par sa parfaite loyauté, par l'élévation et la dignité de son caractère, par son abnégation et son désintéressement* ». Il a laissé sur place le souvenir d'un médecin, dévoué et charitable, mais aussi d'un professeur éminent, apprécié par la qualité de son enseignement et sa rigueur scientifique. Un monument a été érigé en sa mémoire dans le cimetière d'Oppolam, à Pondichéry, « *en hommage de reconnaissance du personnel médical indigène* » et inauguré le 2 novembre 1868.
Quelques années après la création de l'École de médecine de Pondichéry, les médecins indiens assuraient le service des hôpitaux, des prisons, de la léproserie qui hébergeait de 25 à 50 lépreux, de l'hospice des vieillards, l'inspection médicale des écoles et un service sanitaire

[62] Massey J. La fondation de l'École de médecine de Pondichéry en 1863 par le docteur Jean-Baptiste-Jules Beaujean, médecin en chef de la Marine. *Bulletin de l'Association Amicale Santé Navale et d'Outre-Mer* 2009 ; 89 : 40-42.

avec ses règlements spéciaux contre la peste. Ils assuraient aussi le fonctionnement de treize dispensaires gratuits.

En 1925, Séverin Abbatucci (1871-1939), médecin colonel des troupes coloniales, écrivait : « *C'est grâce à l'École de médecine de Pondichéry que les œuvres d'hygiène et d'assistance médicale peuvent être assurées dans nos Établissements de l'Inde, dans les conditions les plus satisfaisantes*[63] ».

[63] Raman R, Raman A. Western medicine in French Pondichery (1690-1954). *Indian Journal of History of Science* 2017 ; 52 : 287-296.

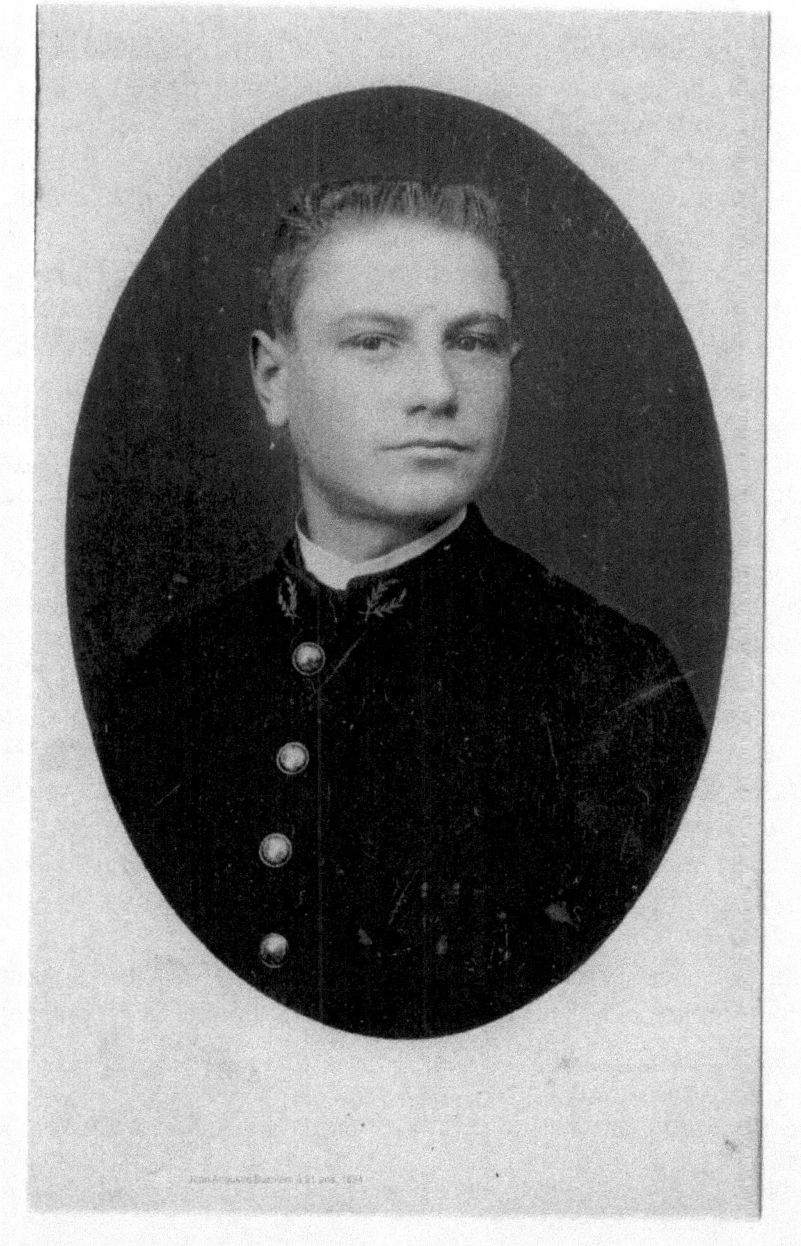

Figure 11 - Jean Augustin Bussière à 21 ans (1894).

Jean Jérôme Augustin Bussière[64] (1872-1958)

Né à Chard dans la Creuse le 9 juillet 1872, il fut admis en 1891 à l'École de chirurgie navale de Brest, puis à l'École de Santé Navale de Bordeaux qu'il intégra le 20 octobre 1892. Il soutint sa thèse de doctorat en médecine le 5 novembre 1895 sur : « *La loi de Trolard*[65]. *Recherches anatomiques et physiologiques sur les rapports des artères de l'encéphale avec les sinus qu'elles traversent* ».
Médecin de 2e classe le 15 décembre 1895, il fut envoyé en renfort à Saint-Louis-du-Sénégal où sévissait une épidémie de choléra. Il travailla dans le laboratoire de microbiologie d'Émile Marchoux (1862-1943), créé en 1896 et participa aux expéditions de l'Ouest africain. Il revint du Sénégal le 20 novembre 1898, puis gagna les Établissements français des Indes à Mahé, puis à Karikal, avant d'occuper le poste de directeur et d'enseignant à l'École de médecine de Pondichéry[66] jusqu'au 30 mai 1901. Outre l'enseignement, il participa aux campagnes de vaccinations antivarioliques et de lutte contre le choléra. Il publia de nombreux articles médicaux dont : « *Cinq cas d'éléphantiasis à Karical* » et « *Un cas d'aïhum*[67] *à Pondichéry* ». Il décrit un syndrome poly-malformatif qui deviendra en 1978, le syndrome d'Escobar[68]. Il fit paraître en 1902 dans les *Annales d'hygiène et de médecine coloniales* « *L'École de Médecine de Pondichéry* » où il écrivait : « *Avec ses visées humbles, les résultats obtenus sont indiscutablement bons, et l'École de médecine de Pondichéry constitue un de ces rouages silencieux et pourtant actifs, dont notre administration coloniale a le droit de s'enorgueillir* ».

Il opta pour le Corps de santé des colonies en 1901 et fut nommé médecin major de 2e classe des troupes coloniales. Il présenta à

[64] Louis F. *Devoirs de Mémoire. Op.cit.* pp. 267-268.

[65] Jean Baptiste Paulin Trolard (1842-1910) fut un anatomiste de l'École d'Alger reconnu pour son travail sur les veines anastomotiques de la circulation cérébrale.

[66] Bussière. L'École de Médecine de Pondichéry. *Annales d'hygiène et de médecine coloniales* 1902 ; 05, 507-510.

[67] L'aïnhum ou dactyolyse spontanée se traduit par une constriction fibreuse progressive du pli digito-palmaire avec lyse osseuse, siégeant bilatéralement au cinquième orteil, parfois au quatrième orteil et aboutissant à l'amputation spontanée. D'étiopathogénie inconnue, il n'y a donc pas de traitement étiologique, et l'évolution aboutit à une amputation spontanée du ou des orteils.

[68] Syndrome d'Ecobar ou Syndrome des pterygium multiples : syndrome malformatif de transmission autosomique récessive, parfois mortel.

l'Académie de médecine les résultats de la lutte antivariolique dans les comptoirs des Indes et reçut la médaille de vermeil de l'Académie.
Il fut envoyé le 11 juin 1901 à l'Institut Pasteur de Saigon, alors dirigé par Paul-Louis Simond (1858-1947) où il y rencontra Alexandre Yersin (1863-1943). Le 23 décembre 1902, il reçut la médaille des épidémies pour son travail sur la vaccine. Rentré en métropole le 29 octobre 1902, il s'inscrivit au cours de l'Institut Pasteur de Paris et devint l'élève de Charles Nicolle (1866-1936).
Il fut ensuite envoyé en Perse où sévissaient la peste et le choléra. Il décrit dans le Traité de Pathologie Exotique publié sous la direction d'Emile Marchoux *le bouton d'Orient* qui prendra le nom de *Leishmaniose cutanée.*
Nous retrouverons Jean Augustin Bussière en Chine[69] où sa carrière va se poursuivre de 1913 à 1954. Malgré son passé de résistant auprès des Chinois, il fut expulsé de Chine le 10 septembre 1954. Il s'installa alors à Châteauneuf-les-Bains dans le Puy-de-Dôme où il décéda le 5 février 1958.

En 1954, lors de la rétrocession de Pondichéry à l'Inde, l'École de Médecine de Pondichéry continua de fonctionner à la demande du gouvernement indien. En 1958, elle fut rattachée à l'Université de Madras.

Léon Lapeyssonnie (1915-2001), Médecin des Troupes coloniales, Professeur agrégé du Pharo, qui dirigeait alors l'École, obtint de Jawaharlal Nehru (1889-1964) - Premier ministre de l'Inde - la transformation de l'École en « *Medical College Pondichery* », bilingue, où il enseignait l'hygiène. Les promotions comprenaient alors 300 étudiants.

[69] Bussière J-L. Jean, Augustin Bussière (1872-1958). Un trait d'union entre la France et la Chine. *Histoire des Sciences Médicales*. Tome LII, n° 1, 2018, pp.99-110.

LA DÉCOUVERTE ET LES COLONIES DE L'OCÉAN PACIFIQUE

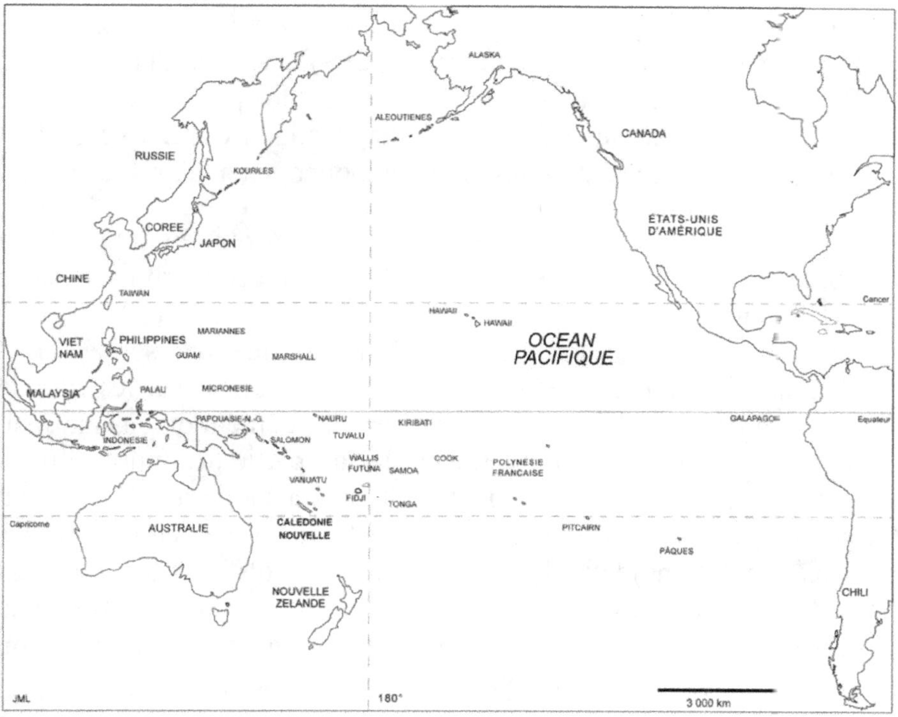

Figure 12 - Carte de l'océan Pacifique.

L'océan Pacifique est l'océan le plus vaste du monde qui s'étend sur environ un tiers de la surface du globe. Les îles du Pacifique situées au sud du Tropique du Cancer sont désignées sous le nom d'Océanie.
Les tentatives de colonisation des puissances européennes - en particulier de la France et de la Grande-Bretagne – et l'annexion des royaumes locaux ont entraîné des guerres comme la guerre franco-tahitienne de 1843 à 1847. Dans d'autres îles, comme les Nouvelles-Hébrides, mais aussi la Nouvelle-Calédonie, le recrutement « forcé » de travailleurs insulaires et leur transportation en Australie ont pallié la pénurie de main-d'œuvre européenne.
Les médecins qui accompagnaient les marins dans leurs tours du monde étaient essentiellement des « botanistes », comme Philibert Commerson qui accompagna Louis-Antoine de Bougainville dans le Pacifique en 1766-1769.

Découverte de l'océan Pacifique : les tours du monde

C'est le Portugais, Magellan (1480-1521) qui tenta le premier tour du monde à la voile, lequel dura trois ans, de septembre 1519 à septembre 1522. Soutenu par le Roi d'Espagne et des Pays-Bas, Charles-Quint (1500-1558), Magellan pensait pouvoir rejoindre par l'ouest les îles Moluques, dans l'archipel de l'Indonésie, productrices d'épices, dont en exclusivité le girofle dont les clous se monnayaient à prix d'or.

Cinq bateaux - dont le bateau amiral, la *Trinidad* - quittèrent Séville en septembre 1519. Sur la route des mers, Magellan découvrit un passage entre l'océan Atlantique et l'océan Pacifique : c'est le détroit qui porte son nom. Il fut tué aux Philippines par une flèche empoisonnée alors qu'il tentait de soumettre les indigènes. Un seul bateau, sur les cinq, le *Victoria*, put regagner Séville, sous le commandement du basque Juan Sebastian Elcano (1486-1526). Elcano faisait partie des mutins qui se soulevèrent le 2 avril 1520 contre Magellan, dans le port de San Julian (Argentine) où la flotte hivernait. Le froid glacial, les tempêtes et les mauvaises relations entre les capitaines espagnols et Magellan - un Portugais - furent les causes de la mutinerie. Elcano échappa à la répression menée par Magellan. Sans l'audace et la détermination d'Elcano, jamais le tour du monde n'eut été bouclé.

N'avaient survécu que 18 membres d'équipage sur les 237 partis de Séville. Presque tous les marins étaient morts du scorbut. *« La famine devint telle qu'ils finirent par dévorer les morceaux de cuir dont est garnie la grande voile afin de protéger les cordages [...]. Les gencives commençaient à enfler, les dents se déchaussaient, tombaient, des abcès se formaient dans la bouche. Enfin, le palais enflait d'une façon si douloureuse qu'ils ne pouvaient plus rien avaler et périssaient misérablement »* rapporte Antonio Pigafetta, l'historiographe du voyage.

Avant le dernier tiers du XVIIIe siècle, les îles du Pacifique et leurs populations restaient inconnues des Européens. Les Britanniques, les Espagnols et les Français[70] furent les premiers à naviguer, dont le Britannique Samuel Willis (1728-1795), l'Espagnol Domingo de

---

[70] Huetz de Lemps Ch. Les Français à la découverte de l'océan Pacifique et de ses îles (XVe siècle-1840). *Présences françaises outre-mer (XVIe-XXIe siècles.) Tome I. Histoire : périodes et continents*. ASOM – Karthala, 2012 ; pp. 289-308.

Boenechea (1713-1775) et le Français Louis-Antoine de Bougainville (1729-1811). Mais ce sont les trois voyages dans le Pacifique du capitaine britannique James Cook (1728-1779) qui eurent un impact sur les Européens et sur les Insulaires, car ils apportèrent une mine d'informations sur des peuples, des endroits et des sociétés largement inconnus[71].

Bougainville a effectué de 1766 à 1769, le premier tour du monde français. Le 26 octobre 1766, le Roi Louis XV donna « *instructions au Sieur de Bougainville de restituer les îles Malouines*[72] *aux Espagnols et de passer le détroit de Magellan pour effectuer un tour du monde. Les deux vaisseaux, La Boudeuse et l'Etoile, iront à la Chine, en reconnaissant au passage les terres intéressantes* ».

L'expédition de Bougainville était avant tout scientifique, mais la visée coloniale n'était pas exclue. Louis XV précisa à Bougainville que « *comme aucune nation européenne n'a ni établissement, ni droit sur ces terres* (à découvrir dans le Pacifique), *il ne peut être que très avantageux pour la France de les reconnaître et d'en prendre possession si elles peuvent offrir des objets utiles à son commerce et à sa navigation* ».

La frégate *la Boudeuse*, commandée par Bougainville, était accompagnée de la flûte *l'Etoile*, commandée par François Chenard de la Giraudais (1727-1776). Les deux bâtiments embarquaient 19 officiers et 311 hommes d'équipage. Bougainville partit de l'estuaire de la Loire le 15 novembre 1766 et La Giraudais partit de Rochefort le 1er février 1767. Après trois mois de navigation, la *Boudeuse* aborda les îles Malouines que Bougainville remit à l'Espagne le 1er avril 1767, suivant l'ordre du Roi. Les deux navires se retrouvèrent le 21 juin 1767

---

71 Nicholas Thomas. *Océaniens. Histoire du Pacifique à l'âge des empires*. Anacharsis Éditions 2020, 507 pages.

72 Désertes jusqu'à leur découverte par un florentin, Amerigo Vespucci au début du XVIe siècle, les îles Malouines furent d'abord françaises en 1764, puis espagnoles. Elles furent ensuite l'objet de revendications territoriales de l'Espagne et du Royaume-Uni, ce qui conduisit à la crise des Malouines de 1770. En 1982, les Malouines ont été de nouveau l'objet d'un conflit armé entre l'Argentine et la Grande-Bretagne, remporté par la Grande-Bretagne. En 2021, elles sont toujours placés par les Nations unies sur la liste des territoires non autonomes et contestés.

à Rio-de-Janeiro (Brésil) où ils restèrent un mois, puis firent voile vers l'estuaire du Río-de-la-Plata[73] où ils restèrent quatre mois. Bougainville attendit les accalmies de l'été austral pour franchir le détroit de Magellan entre décembre 1767 et janvier 1768. Après avoir essuyé les bourrasques de vent glacial, de pluie et de neige du détroit, Bougainville aperçut des îles des Tuamotu et arriva à Tahiti le 6 avril 1768 et où il ne resta que 9 jours. Malgré ce court séjour, pendant lequel les Français furent très bien reçus, Tahiti va devenir « le mythe », avec la vie paradisiaque de l'île et les mœurs idylliques des habitants.

Bougainville avait été précédé à Tahiti par un Britannique, Samuel Wallis, qui avait reçu en 1766 le commandement du *HMS Dolphin* et était parti pour une circumnavigation du globe. Après avoir passé le détroit de Magellan, il découvrit de nombreuses îles et atolls du Pacifique, dont l'île de Tahiti, abordée le 17 juin 1767. Il nomma l'île « *King George the Third's Island* » en l'honneur du roi George III (1760-1820), Roi du Royaume-Uni. Sur place, son arrivée n'alla pas sans résistance locale à laquelle Willis répondit par une canonnade des pirogues et des villages. Dès lors, les Tahitiens considérèrent qu'il était plus prudent de bien accueillir ses successeurs : Bougainville, Boenechea[74] et Cook.

Après Tahiti, les deux navires mirent la voile vers les côtes des Samoa, des Nouvelles-Hébrides, des Salomon, de la Nouvelle-Bretagne et de la Nouvelle-Guinée, où ils rencontrèrent de grandes difficultés de ravitaillement. En juin 1768, à court d'eau et de bois, ils firent une escale de 18 jours en Nouvelle-Irlande. Cette partie « mélanésienne » de l'expédition fut particulièrement difficile, faute de pouvoir faire escale par manque d'ancre de mouillage et face à une population inhospitalière.

---

[73] Les Provinces-Unies du Río de la Plata est la dénomination utilisée pour le territoire actuel de l'Argentine, de l'Uruguay et du département bolivien de Tarija depuis la révolution de Mai conduisant à la guerre d'indépendance de l'Argentine jusqu'au milieu de la décennie de 1830.

[74] Domingo de Boenechea Andonaegui est né le 21 septembre 1713 à Getaria en Espagne. D'origine basque, il fut envoyé par le vice-roi du Pérou, Manuel de Amat y Junyent, à Tahiti pour tenter de rallier Tahiti à l'Espagne et pour l'évangéliser (en 1772-1773 puis en 1774-1775). Il décéda Après son décès le 26 janvier 1775 à Tahiti, l'entreprise espagnole fut abandonnée.

L'expédition ayant pris beaucoup de retard et Bougainville voyant qu'il n'avait plus le temps d'aller en Chine, il se dirigea vers l'archipel des Moluques, en Indonésie. C'était le domaine où les Hollandais imposaient leur monopole sur la production et le négoce des epices. À bout de vivres, affamés, victimes du scorbut, ils mouillèrent au 2 au 7 septembre à Buru, une île des Moluques. Le résident hollandais les accueillit juste le temps de se ravitailler. Le 28 septembre, ils arrivèrent à Batavia, sur l'île de Java, où les Hollandais avaient installé le siège de la Compagnie néerlandaise des Indes orientales.

Après la traversée de l'océan Indien, l'expédition arriva à l'île de France le 8 novembre 1768. Bougainville en repartit un mois plus tard pour la métropole et toucha Saint-Malo le 16 mars 1769 après 2 ans et 4 mois de navigation. La Giraudais fut de retour un mois plus tard. Bougainville amenait avec lui un jeune Tahitien nommé Aotourou (ou Ahutoru) qui fut introduit à Paris dans les cercles les plus fermés de la haute société, alla à l'Opéra et rencontra Louis XV.

Bougainville était accompagné par des naturalistes et des astronomes, mais c'est le nom de Philibert Commerson, médecin botaniste, embarqué sur *l'Etoile,* qui est passé à la postérité.
C'est au cours de ce tour du monde que l'appareil de Pierre Poissonnier (1720-1799) - inspecteur général des hôpitaux, ports et arsenaux de la marine en 1763 - la « cucurbite », destiné à épurer l'eau de mer, fut expérimenté. Il s'agit de la partie inférieure de la chaudière de l'alambic, dans laquelle sont déposées les matières à distiller. Bougainville s'en montra satisfait malgré le risque d'incendie, le manque de combustible et l'obligation de suspendre l'opération par mauvais temps. La notoriété de Pierre Poissonnier doit beaucoup à sa cucurbite, bien que, aux dires de Pierre-François Kéraudren (1769-1857), futur inspecteur général du service de santé de la Marine, c'est à Jean Gautier[75], de Nantes, un chirurgien navigant, que l'on doit la mise au point de la distillation de l'eau de mer, lequel avait pratiqué ses expériences à bord du *Triton,* à Lorient le 20 mars 1717.

[75] Jean Gautier est né à Rezé, en Bretagne, en 1678. Chirurgien navigant, il fut médecin-chef de la compagnie des Indes à Lorient en 1716 et le premier Français à inventer une machine à distiller l'eau de mer, que le Régent Philippe d'Orléans (1674-1723) fit expérimenter à bord du *Triton* en 1717. Il devint par la suite médecin-chef des salines de Lorraine.

Pendant l'expédition, Bougainville ne perdit que 10 hommes, dont 6 du scorbut.

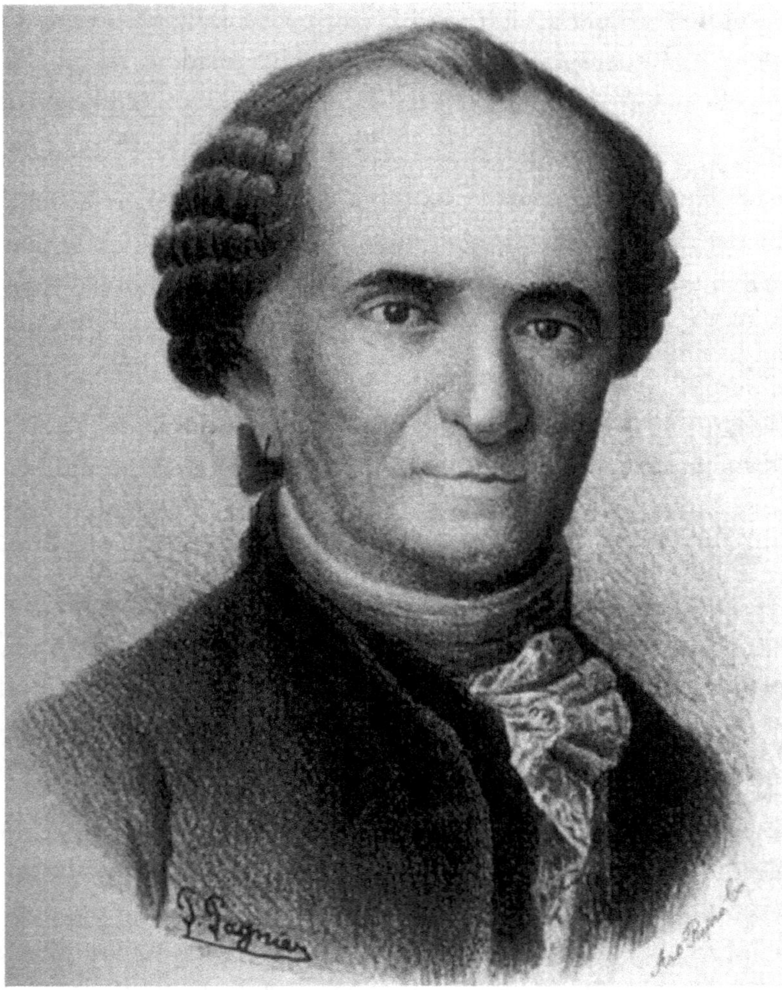

Figure 13 - Philibert Commerson.

Philibert Commerson[76] [77]

Il vit le jour le 18 novembre 1727 à Châtillon-les-Dombes, au nord de Lyon. Son père était notaire et conseiller du prince de Dombes. Il étudia la médecine à Montpellier et fut nommé docteur en médecine en 1754, mais n'exerça que très peu en qualité de médecin[78]. Il fut surtout botaniste, mais à l'époque, la botanique constituait une part importante du cursus de la médecine.
Il créa dans sa ville natale un petit jardin botanique. Sa réputation de naturaliste alla jusqu'aux oreilles de Carl von Linné (1707-1778) qui le chargea de décrire les plantes marines, les poissons et les coquillages de la Méditerranée.

En 1760, il épousa la fille d'un notaire, Antoinette Beau et s'installa dans un village du Charolais où il ouvrit un cabinet de médecine. Sa femme décéda en couches en 1762. Dès lors, il s'investit encore plus dans son travail. Commerson fut tiré de son village par un ami d'enfance, Jérôme de Lalande (1732-1807), astronome, qui réussit à le convaincre de « monter à la capitale ». En août 1764, il s'installa à Paris, tout près du Jardin du Roi, le futur Jardin des Plantes. Pour tenir sa maison, il fit venir de Bourgogne, une jeune servante de 24 ans, Jeanne Baret, qui, très curieuse, apprit très vite au contact de son maître et devint une botaniste avertie.

Commerson rencontra des naturalistes Bernard de Jussieu (1699-1777), Michel Adanson (1727-1806), Georges Louis Leclerc de Buffon (1707-1788) ; des mathématiciens et astronomes, dont la mathématicienne Nicole-Reine Lepaute (1723-1788). Grâce à Lalande et surtout à Pierre Poissonnier, il fut nommé "Médecin naturaliste du Roy" pour accompagner Bougainville dans son voyage autour du monde. Il embarqua avec son valet de chambre, un certain Jean Baret, qui était en réalité Jeanne Baret (1740–1807). La métamorphose de Jeanne en Jean Baret s'étant faite à l'insu de tous[79]. En fait, plusieurs officiers - dont

---

[77] Pelt J-M. Philibert Commerson. In *La Cannelle et le panda*. Librairie Arthème Fayard, 1999, pp. 149-163.

[78] Role A. « *Vie aventureuse d'un savant, Philibert Commerson, martyr de la botanique* », publié par l'Académie de la Réunion 1973. Éditeur A. Role, 1973. Saint-Pierre.

[79] Mouchard C. *L'aventurière de l'Etoile. Jeanne Barret, passagère clandestine de*

Bougainville - étaient dans la confidence dès le départ, comme François Vivès chirurgien à bord de l'*Etoile*, qui écrivit à propos de Commerson : « *Un naturaliste faisait le tour du monde pour approfondir et augmenter les connaissances de la nature et embarqua à cet effet une fille déguisée* ».
À chaque escale, Commerson herborisait à terre avec son valet. Il dédia à ses amis les plantes qu'il découvrait, comme une petite fleur rose inconnue, qu'il nomma « *bougainvillée* », dans la baie de Rio au Brésil en septembre 1767.
Après l'escale de Tahiti, dans une lettre adressée à Lalande et que celui-ci publia dans le *Mercure de France* en novembre 1769, Commerson donnait une vision « rousseauiste » de Tahiti[80] :
« *Cette Isle me parut telle, que je lui avais déjà appliqué le nom d'Utopie ou de fortunée... Le nom que je lui donnais convenait à un pays, le seul peut-être de la terre où habitent des hommes sans vices, sans préjugés, sans besoins, sans dissensions. Nés sous le plus beau ciel, nourris des fruits d'une terre qui est féconde sans culture, régis par des pères de famille plutôt que par les rois, ils ne connaissent d'autre Dieu que l'amour ; tous les jours lui sont consacrés, toute l'île est son temple, toutes les femmes en sont les idoles, tous les hommes les adorateurs... La honte ni la pudeur n'exercent point leur tyrannie* ».

Commerson n'eut guère le temps d'herboriser à Tahiti et quand le 7 avril 1768, il s'y essaya, la prospection tourna court : « *Notre botaniste se rend à terre pour herboriser, selon son habitude, et il est accompagné de son valet. Un groupe d'autochtones entoure alors le jeune Baret, se met à crier « Ayenene ! Ayenene ! »* (Fille ! Fille !), *et entreprend de le déshabiller. Il ne s'agit pas là d'une quelconque agression, mais d'un signe de bienvenue, d'une invitation à participer aux rituels locaux assez festifs. Il fallut l'intervention musclée de quelques marins pour qu'il soit libéré(e) et ramené(e) au bateau* ».

l'expédition Bougainville. Ed. Tallandier, 2020.

[80] Taillemite E. *Post-scriptum sur l'isle de la Nouvelle-Cythère ou Tayti par M. Commerson, docteur en médecine, embarqué sur la frégate du Roy la Boudeuse commandée par M. de Bougainville*, p. 506 à 510. Annexe II du Journal de Commerson.

Commerson emporta des coquillages, des plantes, des tapa[81], qu'il avait reçus en cadeau ou en échange de haches, de clous, de perles. Ces pièces de collection ont été dispersées au moment de la Révolution.

Commerson et Baret restèrent à l'île de France où ils furent accueillis par Pierre Poivre, botaniste et vieil ami de Commerson (1719-1786), intendant des îles de France et de Bourbon. Commerson eut à sa disposition le Jardin de Pamplemousses, le premier jardin botanique de plantes tropicales créé au monde. Il reprit ses herborisations. Il eut un coup de cœur pour un coco de mer venant des Seychelles et nommé « coco-fesses » en raison de sa ressemblance frappante avec cette partie de l'anatomie humaine. Il fit dessiner par Paul Philippe Sanguin de Jossigny (1750-1827) une série de 15 planches conservées au Muséum. Il baptisa ce palmier *Laodoicea callipyge* afin d'évoquer la plus belle des filles du roi Priam, Laodice, et pour épithète spécifique callipyge du grec ancien « qui a de belles fesses », épithète d'Aphrodite.
Commerson partit ensuite explorer Madagascar avec Pierre Sonnerat (1748-1814), un naturaliste, neveu de Pierre Poivre. Il s'intéressa aux plantes à usage médicinal, notamment dans le traitement des fièvres. Il découvrit l'arbre du voyageur[82], aux vastes feuilles disposées en éventail qui retiennent l'eau à leur base dans un réservoir. Il écrit à ce sujet : « *Cette sorte de réservoir peut abondamment suffire à plusieurs voyageurs pour les désaltérer en le perçant dans la partie la plus décline* ».

Sur le chemin du retour, le navire subit un fort coup de vent et fit une escale à l'île Bourbon. Commerson en profita pour aller herboriser. Il dédia une plante aux caractères sexuels douteux à Jeanne Baret, sous le nom de *Baretia bonnafidia*. « *Cette plante aux atours ou au feuillage ainsi trompeurs est dédiée à la vaillante jeune femme qui, prenant l'habit et le tempérament d'un homme, eut la curiosité et l'audace de parcourir le monde entier, par terre et par mer...* ». Jeanne Baret fut en effet la première femme française à avoir accompli le tour du globe.

[81] Tapa : tissu d'écorce, une étoffe végétale obtenue par la technique de l'écorce battue, fabriquée dans les îles du Pacifique.
[82] Arbre du voyageur ou *ravenale* ou *ravinala* : plante de la famille des Strelitziaceae, originaire et endémique de Madagascar.

Commerson découvrit ce qu'on appellera plus tard l'*Hydrangea macrophylla*, probablement apporté par les navigateurs hollandais, qu'il dédia à Nicole-Reine Lapaute sous le terme de *Hortensia,* probablement parce que celle-ci se faisait appeler Hortense dans l'intimité.
À l'île Bourbon, il participa à une grande expédition au « Volcan de Bourbon » (Piton-de-la-Fournaise). À lui, s'étaient joints son dessinateur, Sanguin de Jossigny, et Lislet-Geoffroy (1755-1836), qui était son herboriste attitré pour cette mission, ainsi que trente-deux porteurs. Dans des conditions météorologiques difficiles, ils purent observer le volcan en éruption et rapporter des échantillons de lave.
Commerson revint à l'île de France en février 1771 où, de constitution fragile, il mourut prématurément le 13 mars 1773 à Flacq, à l'âge de 45 ans, avec à ses côtés sa fidèle Jeanne Baret, sans avoir eu le temps de publier le moindre de ses travaux. Une semaine plus tard, l'Académie des Sciences, dans l'ignorance de son décès, l'élisait membre associé.
Ses collections furent rassemblées dans 32 caisses contenant 5 000 espèces, dont 3 000 sont décrites comme nouvelles et embarquées sur le vaisseau *La Victoire* en novembre 1773 pour la métropole et remises au Jardin du Roi. L'histoire ne peut pas rendre justice à son œuvre, car une grande partie d'entre elles a été soit perdue (une grande partie des plantes qu'il récolta en Amérique du Sud n'est jamais arrivée), soit utilisée à leurs propres comptes par d'autres naturalistes. Quant à Jeanne Baret, elle n'a laissé aucun écrit, mais s'est mariée en 1775 à Port-Louis, avec un officier de marine périgourdin et est rentrée en France en 1775[83]. Jossigny, dessinateur, rapporta sur le navire *La Victoire* les récoltes botaniques de Commerson, soit 30 caisses contenant quelque 5 000 espèces, dont 3 000 sont décrites comme nouvelles.

Le nom de Commerson a été donné à un cratère du massif du Piton de la Fournaise à La Réunion et à de nombreuses espèces de plantes, d'insectes et à une avenue du jardin botanique de Pamplemousses.

Le service de santé était assuré par François Vivès (ou Vivez), chirurgien de la Marine et botaniste.

[83] John Dunmore, *Jeanne Baret : First Woman around the World (1766-1768)*, Auckland, Heritage Press, 2002, 198 p., 21 cm (ISBN 978-0-908708-54-3), p. 12.

François Vivès[84] (1744-1828), chirurgien à bord de l'*Etoile*.

Né le 14 septembre 1744 à Rochefort, son père était chirurgien-major à bord du *Formidable*. Dès l'âge de 7 ans, François Vivès s'initia à la navigation comme pilotin. Il entra à l'École de médecine navale de Rochefort le 27 juin 1757 et fut nommé aide-chirurgien le 1er mai 1760. Il servit, sous la direction de son père, au dépôt des blessés de l'arsenal, puis à celui de l'île d'Aix.
Il fit deux campagnes en Guyane sur les flûtes *Coulisse* et *Garonne* de 1764 à 1765. Second chirurgien le 1er septembre 1766, il fut désigné comme chirurgien-major de la flûte l'*Etoile* qui participa au voyage autour du monde de Bougainville sous le commandement de Chenard de la Giraudais. Il y rencontra Philibert Commerson avec qui il fut en très mauvais termes.

Le 1er novembre 1770, il embarqua sur la frégate *Tourterelle*, puis servit de 1772 à 1776 sur la flûte la *Bricole* et la frégate *Diligente*.
Chirurgien-major, il participa à la guerre d'Amérique sur l'*Artésien* en février-juin 1778, sur le *Vengeur* de juin à décembre 1778 avec lequel il fut au combat d'Ouessant le 27 juillet, puis sur l'*Hercule* de janvier 1779 à janvier 1781, dans l'escadre de Louis Guillouet d'Orvilliers (1710-1792) dans la Manche et dans celle de Luc Urbain de Bouëxic de Guichen (1712-1790) aux Antilles. En septembre 1781, il embarqua sur le *Brave* à bord duquel il participa au combat des Saintes[85], le 12 avril 1782, contre l'amiral britannique Richard Kempenfielt (1718-1782) dans l'escadre de François Joseph Paul de Grasse (1722-1788).

Atteint par le scorbut, il fut débarqué à Boston le 10 décembre 1782.
Il sollicita sa retraite en 1786, après 30 ans de service dont 20 ans en mer de 1764 à 1782, mais sa retraite lui fut refusée. Il ne fut rendu à la vie civile qu'en décembre 1811. Il était resté à terre de 1786 à 1811 comme professeur au collège des chirurgiens civils à Rochefort, puis avait été affecté à l'hôpital des convalescents du bagne. Il mourut à Rochefort le 3 septembre 1828.

---

[84] Brisou B, Sardet M. Dictionnaire des médecins, chirurgiens et pharmaciens de la Marine. *Op.cit.* p. 818.

[85] L'amiral de Grasse, vainqueur de la bataille de Yorktown le 19 octobre 1781, envoyé à la conquête de la Jamaïque, perdit la bataille des Saintes contre les Anglais le 12 avril 1782.

Il a publié un Journal du voyage autour du monde dans lequel il relate sa participation au voyage de circumnavigation à bord de l'*Etoile.* L'excellence de ses observations permet de voir en lui un précurseur des médecins naturalistes de la Marine du XIXe siècle[86].

Après Bougainville, de nombreux marins français tentèrent de faire des tours du monde, accompagnés par des médecins, des chirurgiens et des pharmaciens, tous férus de botanique.

En 1785, ce fut l'expédition de Jean-François de Galaup, comte de La Pérouse (1741-1788), supervisée par le roi Louis XVI, à but scientifique, mais aussi politique et commercial, visant à compléter les découvertes de James Cook. Louis XVI (1753-1793) était admiratif de Cook qui avait mené trois expéditions dans le Pacifique avant de mourir à Hawaï en 1779. La Pérouse partit de Brest le 1er août 1785 avec deux frégates, *La Boussole* et *l'Astrolabe.* Celle-ci était commandée par Paul Fleuriot de Langle (1744-1787). Après avoir franchi le cap Horn et fait escale à l'île de Pâques, puis à Hawaii, l'expédition aborda les côtes de l'Alaska à la baie Lituya - dite baie des Français - puis descendit le long de la côte californienne, jusqu'à Monterey, traversa le Pacifique d'est en ouest, passa à Macao en Chine le 3 janvier 1787, à Manille aux Philippines le 26 février, à l'archipel de Ryukyu au Japon le 4 mai, explora les côtes de Corée et de Tartarie, jusqu'au Kamtchatka, une péninsule volcanique russe qui s'avance dans l'océan Pacifique. L'expédition continua sa route vers les îles Tonga et l'Australie qu'elle toucha le 26 janvier 1788 à *Botany Bay*, située à Sydney. Puis elle repartit le 15 mars, passa à Tutuila aux Samoa où Fleuriot de Langle fut massacré par les autochtones le 11 décembre 1787. Prises dans un cyclone, les deux frégates se brisèrent dans les passes de l'île de Vanikoro, dans les îles Santa Cruz, en juin 1788.

À propos de l'Australie, notons que la gabare[87] "*Le Gros Ventre*", commandée par Louis Aleno de Saint-Aloüarn (1738-1772), fut le

[86] Sardet M. *Naturalistes et explorateurs du service de santé la marine au XIXe siècle*, Pharmathèmes, 2007.

[87] Gabare ou gabarre (de l'occitan *gabarra*) : bateau traditionnel destiné au transport de marchandises. Il en a existé deux types : les gabares fluviales et les gabares maritimes. Ces dernières, en raison de leurs qualités maritimes (capacité de chargement, robustesse, navigations sûres) ont été très appréciées des explorateurs des XVIIIe et XIXe siècles.

premier navire français à avoir atteint le 17 mars 1772 la côte occidentale de l'Australie. Le "*Gros Ventre*" accompagnait la flûte "*La Fortune*" commandée par Yves Joseph de Kerguelen de Trémarec (1734-1797) qui avait découvert le 16 février 1772 l'archipel des Kerguelen[88] et en avait pris possession au nom du roi de France. Une tempête ayant séparé les deux navires, Kerguelen avait alors poursuivi sa route, abandonnant le "*Gros Ventre*".

Charles Nicolas Rollin était le chirurgien major de la *Boussole*, Simon Pierre Lavaux celui de l'*Astrolabe*. Un troisième médecin, Joseph Hugues Boissieu de La Martinière (1758-1788) - docteur en médecine de la Faculté de Montpellier et botaniste - était embarqué sur *l'Astrolabe*. Protégé d'André Thouin (1747-1824), botaniste et agronome, professeur au Muséum d'histoire naturelle, lui-même élève de Bernard de Jussieu, La Martinière échappa à la mort aux Samoa en décembre 1787, fuyant à la nage et nageant d'un bras, l'autre tenant un sac de plantes. Il envoya plusieurs rapports en France au sujet de ses découvertes botaniques et biologiques. Il a dessiné « *Glaucus atlanticus* », un petit nudibranche venimeux.

Charles Nicolas Rollin[89] (1752-1788)

Né en 1752 à Neufchâteau dans les Vosges, chirurgien de la marine, il participa à l'expédition du Comte de La Pérouse comme chirurgien-major sur l'*Astrolabe* et périt noyé à Vanikoro. Il a laissé une *Dissertation sur les habitants de l'île de Pâques et de Hawaï*, un important *Mémoire physiologique et pathologique des Américains*, consistant en observations générales sur les indigènes du Chili, des environs de la Baie-des-Français et de la Californie et encore une *Dissertation sur les habitants de l'île de Tchoka et les Tartares orientaux*. À travers ces écrits, nous devinons son intérêt pour les sujets ethnographiques. La Pérouse ne tarissait pas d'éloges à son égard.

---

[88] Les îles Kerguelen, surnommées « îles de la Désolation », sont un archipel français d'îles sub-antarctiques tout au sud de l'océan Indien, l'un des cinq districts des Terres australes et antarctiques françaises, éloignées de plus de 3 250 kilomètres de La Réunion.

[89] Brisou B, Sardet M. Dictionnaire des médecins, chirurgiens et pharmaciens de la Marine. *Op.cit.* p. 700.

Dans un courrier daté d'Avatska, une baie de la côte de Kamtchatka, il écrivit le 25 septembre 1787 : « *M. Rollin, docteur en médecine et mon chirurgien-major, est un homme distingué par ses connaissances. Il nous a préservés par ses soins du scorbut et de toutes les autres maladies. Depuis vingt-six mois que nous sommes partis, personne n'a péri de mort naturelle sur la Boussole et nous n'avons pas eu un seul malade* ».

Simon Pierre Lavaux[90] (1757-1788)

Né en 1757, Simon Lavaux était le chirurgien-major de l'*Astrolabe*. Lors de son passage en Sibérie orientale en face de l'île Sakhaline, île russe située dans la mer d'Okhotsk, Lavaux composa un vocabulaire de la langue des peuplades locales, les Orotchys et les Bitchys. Plus tard, lorsque l'expédition fit route vers le sud, il fut grièvement blessé à l'île Maouna aux Samoa au point qu'il dut être trépané. C'est d'ailleurs aux Samoa que Fleuriot de Langle - commandant de l'*Astrolabe* - trouva la mort le 11 décembre 1787 au cours d'un affrontement avec les indigènes. Fleuriot de Langle avait écrit de Macao le 18 janvier 1787 : « *J'ai beaucoup d'éloges à faire du sieur Lavaux mon premier chirurgien, et du sieur Le Guillou son second. Ils ont contribué par leur prévoyance à la bonne santé de mon équipage. Ils ont beaucoup de loisirs jusqu'à présent. Ils les emploient pendant leur séjour dans les rades à prendre des connaissances en botanique et en histoire naturelle et à faire des collections pour le cabinet du roi* ». De fait, à la date du 25 septembre 1787, Lavaux n'avait perdu qu'un domestique « poitrinaire » et un officier, un certain Daigremont, qui s'était empoisonné en voulant se traiter lui-même de la dysenterie avec de l'eau-de-vie brûlée.

Joseph Antoine Bruny d'Entrecasteaux (1737-1793) mena une expédition à la recherche de La Pérouse avec deux frégates *La Recherche* et *l'Espérance*. L'expédition partit de Brest le 28 septembre 1791. *L'Espérance* était commandée par Jean-Michel Huon de Kermadec (1748-1793). L'expédition arriva à Ténériffe le 13 octobre et relâcha le 17 janvier 1792 au cap de Bonne-Espérance. Elle appareilla le 16 février. Au bout de deux mois de navigation difficile, les navires

[90] Brisou B, Sardet M. Dictionnaire des médecins, chirurgiens et pharmaciens de la Marine. *Op.cit.* pp. 477-478.

mouillèrent le 23 avril 1792 sur la côte ouest de la Tasmanie, dite côte de Van-Diemen, dans un port qui reçut le nom d'Entrecasteaux. Radoubés, les vaisseaux effectuèrent une reconnaissance du sud-ouest de l'Australie, de la Tasmanie, de la Nouvelle-Zélande, des Tonga, traversèrent les îles de Santa Cruz en mai 1793, passant à quelques milles de l'île de Vanikoro.
L'expédition, après une longue et périlleuse navigation, perdit son commandant en mer à cause du scorbut en juillet 1793, ainsi que quatre-vingt-huit hommes d'équipage. Elle aborda en octobre 1793 à Java où, les guerres révolutionnaires ayant éclaté entre-temps en France, elle fut déclarée prisonnière de guerre par les Hollandais et les vaisseaux capturés.
C'est en septembre 1827 que Peter Dillon (1788-1847) - un marin de la Compagnie anglaise des Indes Orientales - découvrit les restes de *L'Astrolabe.* Il fallut encore attendre juin 1962 pour que des plongeurs repèrent des objets de *La Boussole.*

D'Entrecasteaux était accompagné de plusieurs scientifiques, dont le médecin botaniste Jacques Julien Houtou de Labillardière.

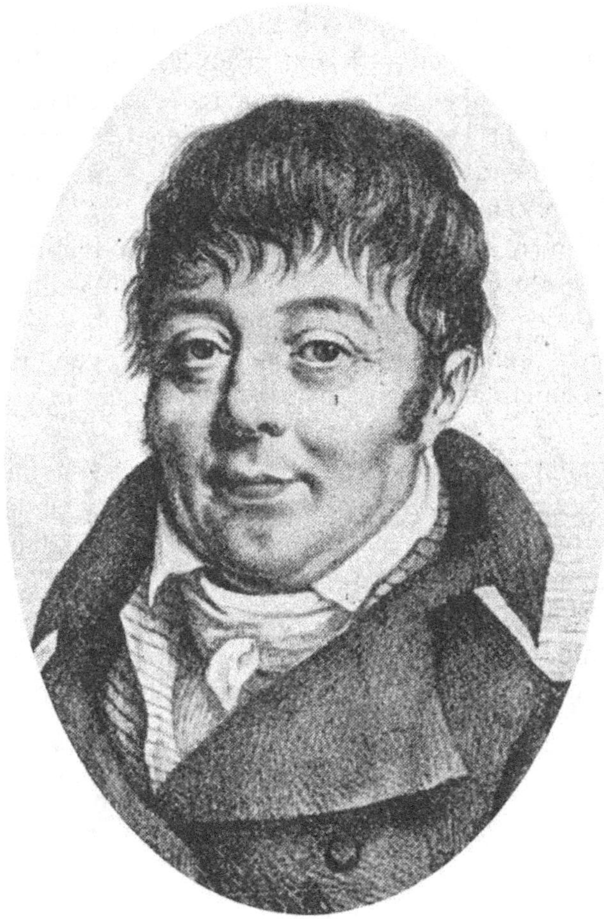

Figure 14 - Jacques Julien Houtou de Labillardière.

Jacques, Julien Houtou de Labillardière[91] (1755-1834) [ou La Billardière].

Il étudia la médecine à Montpellier et soutint son doctorat en médecine à Paris en 1780 puis s'orienta vers l'histoire naturelle. Sa vie fut dédiée à la botanique. Il se rendit en Angleterre, rencontra Sir Joseph Banks (1743-1820), un passionné de botanique, puis il voyagea à Chypre, en Palestine, en Syrie, au Liban. Il rapportait de chaque voyage un grand nombre de plantes. Il commença en 1791 la publication de ses travaux. Le 9 février 1791, De Labillardière fit partie de l'expédition

[91] Pelt J-M. La Billardière Jacques Julien Houtou de. In *La Canelle et le Panda.* Librairie Arthème Fayard, 1999. pp.181-192.

d'Entrecasteaux et prit passage sur la *Recherche*. Il mit à profit le temps de son séjour au Cap pour explorer les montagnes de la Table, du Lion, Stellenbosch et leurs environs. Il s'avança même dans l'intérieur jusqu'à Fransche-Hoek, à la rencontre d'une colonie française de protestants émigrés en 1675. Il enrichit ses collections de plantes. L'expédition effectua une reconnaissance du sud-ouest de l'Australie, de la Tasmanie, de la Nouvelle-Zélande. Après une longue navigation, elle aborda Java en octobre 1793 où elle fut prisonnière de guerre, la Révolution ayant éclaté entre-temps. Les collections de Labillardière, prisonnier des Hollandais à Batavia, furent envoyées en Grande-Bretagne[92]. Labillardière ne fut rendu à la liberté que le 29 mars 1795. Il put alors gagner l'île de France, où il fut reçu au jardin botanique de Pamplemousses, mais ses collections, contenant plus de quatre mille plantes, dont les trois quarts étaient d'espèces jusqu'alors inconnues, avaient été envoyées en Angleterre. Sir Joseph Banks intercéda en sa faveur et obtint des autorités britanniques qu'elles lui renvoient ses collections intactes : « *J'aurais craint*, disait-il, *d'enlever à un homme une des idées botaniques qu'il était allé conquérir au péril de sa vie* ».

En 1796, Labillardière revint à Paris où il avait été nommé correspondant de l'Académie royale des sciences le 18 août 1792. Il s'occupa exclusivement de mettre en ordre ses matériaux et de publier le résultat de ses observations. Il tira un récit de son voyage en Océanie : « *Atlas pour servir à la relation du voyage à la recherche de La Pérouse (1799)* » qui devint connu au plan international. Il devint membre titulaire de l'Académie des sciences le 26 novembre 1800. De 1804 à 1806, il publia « *Novae Hollandiae plantarum specimen* », une description extensive de la flore d'Australie. Il a planté des eucalyptus en 1804 à la Malmaison. Il s'intéressa également à la qualité de l'indigo et publia une étude relative à la mesure de la couleur de ce colorant : « *Colorimètre : description d'un colorimètre et du moyen de connaître la qualité relative des indigos (1827)* ».

« Le trait dominant du caractère de M. de La Billardière était le goût ou plutôt la passion de l'indépendance. Pour être plus libre, il vivait seul ; il s'était arrangé pour que tout dans sa vie ne dépendît que de lui : son temps, sa fortune, ses occupations ; ami sincère, mais d'une

[92] Duyker E. *Citizen Labillardière: A Naturalist's Life in Revolution and Exploration* (1755-1834), Miegunyah/Melbourne University Press, Melbourne, 2003, p. 383.

amitié circonspecte et toujours prête à s'effaroucher à la moindre apparence de sujétion ».

Son œuvre a été honorée de plusieurs noms scientifiques, y compris le genre *Billardiera*, l'espèce de graminée *Poa labillardieri*, ou encore l'espèce *Atraphaxis billardieri.* Décédé en 1834, il a été inhumé au cimetière du Père-Lachaise[93].

Nicolas Baudin (1754-1803) mena, de 1800 à 1803, un voyage aux Terres Australes avec deux navires, le *Géographe* et le *Naturaliste*. Il était accompagné de nombreux scientifiques dont plusieurs quittèrent l'expédition à l'île de France. D'autres furent débarqués pour cause de maladies ou moururent. Baudin toucha l'Australie en mai 1801 et rencontra un marin britannique, Matthew Flinders (1774-1814), chargé comme lui de cartographier les Terres australes. Puis, Baudin fit escale à Port-Jackson le 27 juin 1802 où il resta jusqu'en novembre, gagna la Tasmanie, et enfin le Timor. L'expédition rentra en France avec le *Naturaliste* au Havre en juin 1803 et le *Géographe* à Lorient le 21 mars 1804. Mais, Nicolas Baudin était mort à l'île de France le 16 septembre 1803 sur le chemin du retour.

François Péron[94] (1775-1810) était l'un des zoologues embarqués. Il fut le seul à rentrer en France. Il ramenait cent cinquante caisses de spécimens d'histoire naturelle. Il fut mandaté par le gouvernement pour écrire le rapport du voyage. Le premier volume du rapport fut publié, mais Péron mourut alors qu'il écrivait le deuxième rapport.
La récolte avait été abondante avec plus de 100 000 spécimens collectés dont plus de 2 500 espèces nouvelles. Ce furent un grand succès scientifique, mais un voyage désastreux sur le plan humain en raison des dissensions survenues à bord des navires, de l'inhospitalité des côtes et des aborigènes, de la menace constante du scorbut et du caractère détestable de Baudin. Celui-ci avait débarqué son second, Alexandre Le Bas de Sainte-Croix (1759-1828) avec lequel il ne s'entendait pas, à l'île de Timor. Le Bas de Sainte-Croix retrouva le *Naturaliste* à l'île de France, après la mort de Baudin. Hyacinthe de Bougainville (1781-1846), fils de Louis Antoine, était aspirant de

[93] Flourens P, Éloge historique de J. Julien de La Billardière, lu à la séance publique du 11 septembre 1837, dans *Mémoires de l'Académie des sciences de l'Institut de France*, Gauthier-Villars, Paris, 1838, tome 16, p. XXI-XXXI, XLI-XLII.
[94] *François Péron* (1775-1810). Xénophora 2003 ; 102 ; 31-32.

marine sur le *Géographe*. Jean-Claude Bellefin était le chirurgien de l'expédition.

Jean Claude Bellefin[95] (1764-1835), le chirurgien de l'expédition Baudin.

Né le 27 décembre 1764 à Crémieu dans l'Isère, il fut reçu à 20 ans élève à l'hôpital militaire de Grenoble. Il obtint le droit d'exercer la chirurgie en octobre 1788 et entra au service de la marine à Brest comme chirurgien de 2e classe. Il fut embarqué le 8 novembre 1790 sur la frégate *Cléopâtre,* puis sur la *Résolue* et fit campagne aux Indes. Il participa au combat de la côte de Malabar, puis fit campagne sur la frégate la *Concorde* aux Antilles et aux États-Unis. Il participa à la tentative avortée de l'expédition d'Irlande en 1796 sur le *Tarn* et débarqua à Brest atteint d'une fièvre pernicieuse et d'un scorbut.
Promu chirurgien entretenu de 2e classe le 21 décembre 1797, la frégate *La Bellone* fut prise par les Anglais, mais Bellefin resta à bord avec ses blessés et ses malades qui furent débarqués à Plymouth.
En 1800, il fut désigné pour une circumnavigation sur le *Naturaliste* qui naviguait avec le *Géographe* sous les ordres de Nicolas Baudin. Les navires quittèrent le Havre le 20 octobre 1800 et furent de retour le 7 juin 1803.
Le 13 octobre 1803, Bellefin fut désigné pour le camp de Boulogne[96], chargé d'une ambulance[97], puis embarqua sur une canonnière et participa en 1809 aux combats contre le fort de Batz.
Alors qu'il était chirurgien en chef de la Marine au Havre, il soutint sa thèse à Paris sur « *Des Observations sur le traitement du scorbut en pleine mer* ».

[95] Brisou B, Sardet M. Dictionnaire des médecins, chirurgiens et pharmaciens de la Marine. *Op.cit.* p. 86.

[96] Camp de Boulogne : camp militaire établi aux alentours de Boulogne-sur-Mer par Bonaparte, en 1803, et maintenu jusqu'en 1805, où était réunie la « Grande Armée », en vue d'un débarquement en Grande-Bretagne, lequel n'eut jamais lieu.

[97] Ambulance : poste de secours avancé au plus près du front pour accueillir les soldats blessés pour les premiers soins avant leur évacuation vers un hôpital de campagne. Par extension, on utilisa à partir de cette époque le terme d'« ambulance » pour le véhicule chargé du transport des blessés vers l'arrière.

Il était à Anvers le 18 mars 1810 comme chirurgien-major de la flottille des canonnières. Il fut admis à la retraite le 1er avril 1819 et décéda le 3 août 1835 à Montivilliers, près du Havre.

Les expéditions maritimes françaises autour de monde vont cesser pendant les guerres menées par Napoléon 1er de 1802 à 1815 et ne reprendre que sous la Restauration et la Monarchie de Juillet.

Louis Claude de Saulces de Freycinet (1779-1842) reçut le 27 mai 1817 la mission de diriger une expédition de circumnavigation « *dans le but de déterminer la figure du globe, d'étudier le magnétisme terrestre et de recueillir tous les objets d'histoire naturelle qui pourraient contribuer à l'avancement de la science* ». Cette expédition dura 37 mois, du 17 septembre 1817 au 13 novembre 1820 sur l'*Uranie*, puis la *Physicienne*. Son second était Louis Isidore Duperrey (1786-1865). Furent embarqués 126 hommes et beaucoup de matériel dont un microscope et de quoi expérimenter la distillation de l'eau de mer. Trois scientifiques étaient membres de l'expédition : le chirurgien et naturaliste Jean René Constant Quoy, un élève de Vivès ; le chirurgien et naturaliste Joseph Paul Gaimard ; et le pharmacien Charles Gaudichaud-Beaupré.

Quittant la Méditerranée par Gibraltar et Tenerife, l'*Uranie* traversa l'Atlantique jusqu'à Rio-de-Janeiro où elle resta deux mois pour réparer les premières avaries, traversa de nouveau l'océan Atlantique pour le Cap-de-Bonne-Espérance où elle relâcha un mois, visita les îles de l'océan Indien, Maurice et La Réunion de mai à août 1821, puis gagna la côte ouest de l'Australie en septembre, remonta au Timor, passa par les Moluques, les Célèbes et la Nouvelle-Guinée. En janvier 1822, l'*Uranie* visita les Mariannes en particulier l'île de Guam, les Sandwich (Hawaï), puis les Samoa. L'*Uranie* repartit en Australie, à Port-Jackson (l'actuel Melbourne), fin novembre, où elle resta jusqu'à Noël. Le gouverneur de l'Australie fit découvrir aux scientifiques la faune et la flore locales des Montagnes Bleues.

Le 8 février 1820, l'*Uranie,* qui retournait en France, doubla le Cap Horn sans encombre. Mais, poussée par un coup de vent soudain, elle fut très gravement endommagée le 14 février 1820 près des îles Malouines. L'équipage eut la vie sauve et se réfugia sur l'une des îles, puis fut sauvé par un bateau américain - le *Mercury* - et déposé à

Montevideo. Freycinet acheta le *Mercury* qu'il rebaptisa la *Physicienne*, ce qui lui permit de regagner la France le 11 novembre 1820. Au cours du naufrage, une partie importante des travaux scientifiques n'avait pu être sauvée. Cette expédition est bien connue grâce, en particulier, au *« Journal de voyage autour du monde à bord de l'Uranie 1817-1820 »* écrit par Rose de Freycinet, épouse du commandant, qui fit partie de l'expédition déguisée en homme afin d'accompagner son époux.

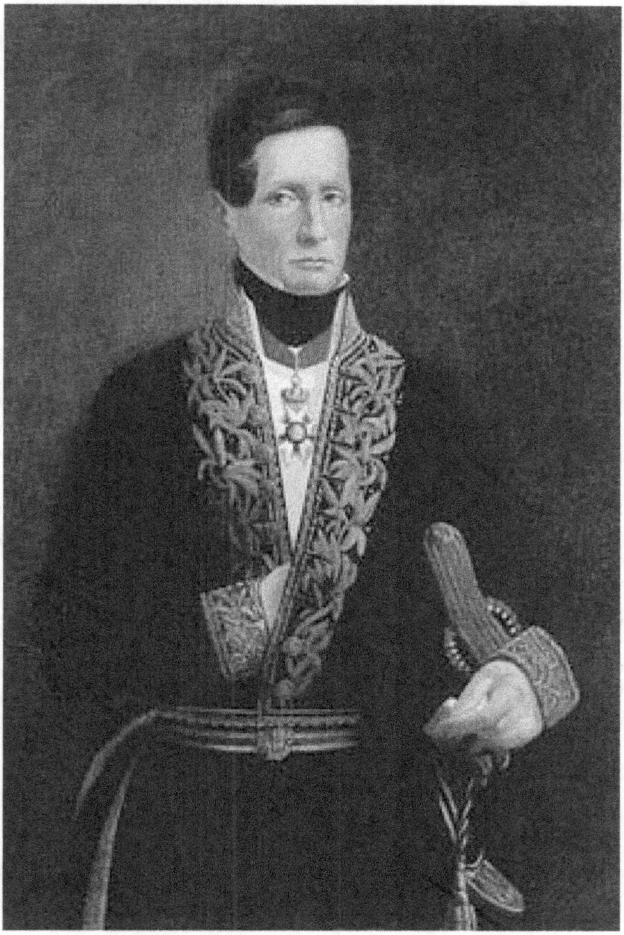

Figure 15 - Jean René Constant Quoy.

Jean René Constant Quoy[98] [99] (1790-1869)

Né le 10 novembre 1790 à Maillé en Vendée, Jean René Quoy fut admis à 16 ans à l'École de chirurgie navale de Rochefort[100] en novembre 1806. Le 24 août 1807, chirurgien de 3e classe, il embarquait sur la corvette *Département des Landes*, gardienne, en face du Verdon, de l'embouchure de la Gironde, face à une escadre anglaise. L'hiver fut sinistre et Quoy se plongea dans les éléments de chimie d'Antoine Lavoisier (1743-1794) afin d'approfondir ses connaissances. Cet ouvrage, dit-il plus tard, « *illumine son esprit* ». En 1808, il fit voile vers la Guadeloupe, découvrant le mal de mer et le combat naval, d'abord contre un corsaire, puis contre un brick britannique. Afin de réparer, son navire resta un mois à Pointe-à-Pitre. Quoy fut émerveillé par la nature tropicale et resta toujours nostalgique du souvenir de la Guadeloupe : « *J'ai vu depuis bien d'autres contrées plus belles, mais j'étais jeune et la Guadeloupe demeurera toujours dans mes premiers souvenirs comme des premiers amours* ».
En novembre 1808, la corvette quittait la Guadeloupe et touchait à Bordeaux en janvier 1809. Quoy fréquenta l'Hôpital Saint-André de Bordeaux, les malades de la corvette étant hospitalisés à l'hôpital de Blaye.

Le 10 avril 1809, Quoy fut affecté à Rochefort, mais licencié pour satisfaire à la conscription et réformé par le conseil de révision. Il reprit ses études et concourut en février 1811 pour un poste de chirurgien entretenu de 3e classe auquel il fut reçu major. En 1811, il embarqua à Bayonne sur le brick *Le Flibustier* sur lequel il resta deux ans pendant la guerre d'Espagne. En 1813, il fut définitivement admis dans le corps rémunéré des chirurgiens de la Marine. Mais c'était la fin de l'Empire et la France était envahie.

---

[98] Sardet, M. *Les mémoires inédits du naturaliste circumnavigateur Jean-René Quoy. Un témoignage exceptionnel sur la société du XIXe siècle.* Pharmathèmes, Paris 2009. ISBN 978-2-914399-27-2.
[99] Louis F. Devoirs de mémoire. *Op.cit.* p.145.
[100] Noel J-P. Jean-René-Constant Quoy (1790-1869). *Bulletin de l'Association amicale Santé Navale et d'Outre-Mer* 2011; 121 : 47-54.

Il soutint sa thèse de docteur en médecine à Montpellier et fut nommé chirurgien-major sur la flûte *La Loire* qui appareilla le 16 novembre 1814 pour le mener à l'île Bourbon, d'où il revint fin 1815.
La Restauration reprit les explorations maritimes au long cours, « abandonnées » par Napoléon. Quoy fut alors nommé chirurgien-major de la corvette *Uranie* commandée par Louis de Freycinet, avec le chirurgien zoologue Joseph-Paul Gaimard et le pharmacien Gaudichaud-Beaupré. En avril 1823, Quoy soumit à l'Académie des Sciences un rapport qui faisait état en zoologie d'animaux inconnus et en botanique de plantes nouvelles. À cela, il faut ajouter une foule d'observations en astronomie et en physique. Mais, il y avait aussi de nombreux malades à bord de l'*Uranie* atteints de la « *fièvre paludeuse* » contre laquelle l'action du quinquina des jésuites espagnols était déjà bien connue.

Quoy avait préparé sa participation à l'exploration en venant à Paris accomplir un stage au Muséum d'histoire naturelle auprès de Georges Cuvier (1769-1832) - un anatomiste - et de Jean-Baptiste de Lamarck (1744-1829), un naturaliste. C'est là qu'il fit la connaissance de Jules Dumont d'Urville, un officier de marine, entomologiste et botaniste, qui le recruta plus tard, en 1826, pour un autre voyage. Malgré un mal de mer persistant, Jean-René Quoy travailla sans relâche avec ses compagnons en répertoriant insectes, coquillages, crustacés et mollusques inconnus, arbustes, plantes grimpantes[101]...

Quoy fut de retour sur la *Physicienne* à Cherbourg le 11 novembre et fut nommé sur concours professeur d'anatomie à l'École de Rochefort. Il fut élu membre correspondant de l'Académie de Médecine en avril 1824[102]. Nous allons le retrouver avec son ami, Jules Dumont d'Urville, en 1826.

[101] Michel Sardet. Les Mémoires inédits du naturaliste circumnavigateur Jean René Quoy. Un témoignage exceptionnel de la société du XIXe siècle. Pharmathèmes éditeur, 2009.
[102] Maher C-A. Éloge de J.-R.-C. Quoy. *Archives de médecine navale* 1869 ; n°12 : 401-422.

Joseph Paul Gaimard[103] [104] (1793-1858)

Il est né à Saint-Zacharie dans le Var le 31 janvier 1793. Son père, président du directoire de sa commune, fut assassiné le 24 août 1799, ce qui le marqua à jamais. En 1810, il devient élève de l'École de médecine navale de Toulon. Chirurgien de 3e classe le 17 septembre 1812, il embarqua sur l'*Impérial* et la *Nériade*. Il fit sa première circumnavigation sur l'*Uranie* au départ de Toulon le 17 septembre 1817 en compagnie de Jean-René Quoy et de Charles Gaudichaud-Beaupré. Pour la première fois, des officiers de santé de la Marine faisaient fonction de naturalistes. Leur moisson en objets de sciences naturelles fut abondante, malgré le naufrage aux îles Malouines.
Au retour, le 13 novembre 1820, il passa avec succès l'examen de bachelier *ès*-lettres à Paris, mais il ne soutint pas de thèse de doctorat en médecine. Il servit à Toulon en février 1821, puis fut envoyé en Angleterre en 1824 pour y visiter les musées d'histoire naturelle.

Nous allons retrouver Joseph Paul Gaimard avec Jules Dumont d'Urville et son ami Jean-René Quoy en 1826, pour une seconde circumnavigation.

---

[103] Brisou B, Sardet M. Dictionnaire des médecins, chirurgiens et pharmaciens de la Marine. *Op. cit.* pp. 341-342.
[104] Louis F. Devoirs de mémoire. *Op.cit.* pp. 118-119.

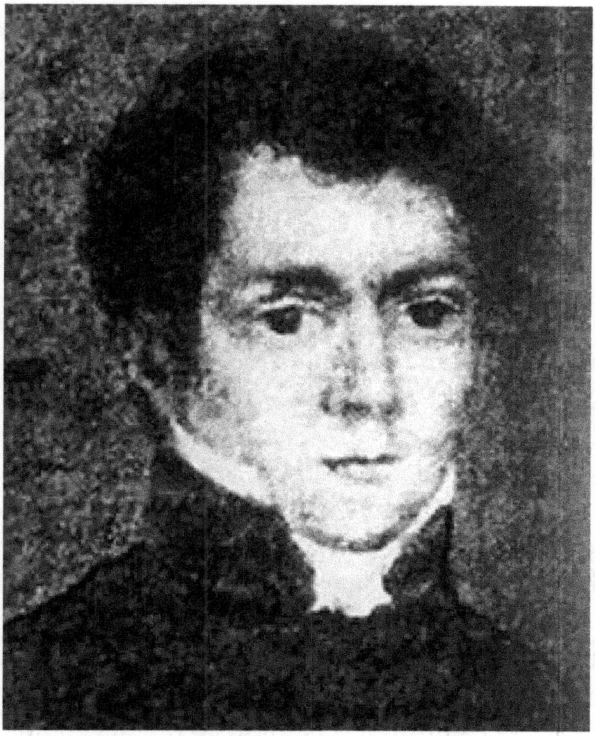

Figure 16 - Charles Gaudichaud-Beaupré.

Charles Gaudichaud-Beaupré[105] [106] (1789-1854)

Né le 4 septembre 1789 à Angoulême, il suivit en 1808 les cours du Collège de pharmacie et fréquenta aussi le Collège de France et le Muséum d'histoire naturelle. Il herborisa avec Antoine-Laurent de Jussieu. En avril 1810, il était pharmacien auxiliaire dans la Marine, mais en fut renvoyé, en août, à la suite de compressions d'effectifs pour être réintégré en août 1811 comme pharmacien auxiliaire de 3e classe. Il fut affecté au port d'Anvers. Jeune homme ombrageux et susceptible, il provoqua en duel Jean Jacques Bergeron (1787-1843), un chirurgien de la Marine affecté à Anvers, qui lui perfora un poumon d'un coup d'épée, ce qui n'empêchera pas Gaudichaud-Beaupré de récidiver et d'être engagé dans dix-sept duels !

---

105 Brisou B, Sardet M. Dictionnaire des médecins, chirurgiens et pharmaciens de la Marine. *Op. cit.* pp. 306, 351-352,753.
106 Louis F. Devoirs de mémoire. *Op.cit.* p. 447.

Muté à Rochefort en 1814, il participa à la circumnavigation sur l'*Uranie* avec Quoy et Gaimard, en charge de la partie botanique.
Il fut détaché à Paris de 1821 à 1830 pour rédiger le compte-rendu de ses travaux. Il publia en 1825 une « *Flore des îles Malouines* » et en 1826 la partie botanique du *« Voyage autour du monde exécuté sur les corvettes de S.M. Uranie et Physicienne [...] »*.
Nommé le 1er mai 1824 pharmacien de 1re classe, il fut membre correspondant de l'Académie de Médecine dans la section Pharmacie le 6 septembre 1825. En 1830, il embarqua sur l'*Hermione* qui gagna le Brésil, passa le cap Horn, poussa jusqu'au Pérou et regagna la France en 1833 avec 5000 espèces végétales.

Reçu professeur le 23 décembre 1833, il publia ses recherches générales sur l'organographie, l'organogénie et la physiologie des plantes vasculaires, qui lui valurent un prix de l'Académie des sciences, dont il fut élu membre titulaire le 16 janvier 1837.
Il fut alors embarqué sur la *Bonite,* commandée par le capitaine de frégate Auguste Nicolas Vaillant, pour une seconde circumnavigation du 8 février 1835 au 6 novembre 1837 avec Joseph Fortuné Théodore Eydoux (1802-1841), chirurgien naturaliste qui succomba de la fièvre jaune à la Martinique, et Louis François Auguste Souleyet (1811-1852), chirurgien naturaliste, décédé également de la fièvre jaune sur la *Sybille* stationné à Fort-de-France. Revenu à Paris, Charles Gaudichaud partagea ses activités entre le Muséum d'histoire naturelle et l'Académie des Sciences. Il fut le rédacteur de la partie botanique « *Du voyage autour du monde exécuté par la corvette Bonite (1836-1837)* ».

Mis à la retraite sur sa demande en 1852, il s'éteignit à Paris le 14 janvier 1854.

Louis Isidore Duperrey (1786-1865) avait accompagné Louis de Freycinet à bord de l'*Uranie* en qualité d'hydrographe de marine. Il proposa une nouvelle expédition scientifique afin de compléter le travail accompli par l'*Uranie*. Il eut pour second son ami Jules Dumont d'Urville. Mais, la relation entre eux se tendit pendant ce voyage de trois ans (1822-1825), d'Urville jugeant l'attitude de son commandant trop timorée. Duperrey partit de Toulon le 11 août 1822, avec un seul navire, la corvette la *Coquille,* gagna les Malouines, le Chili, les Tuamotu, Tahiti où il découvrit à la différence de Bougainville, un peuple pieux sous le contrôle des missionnaires protestants. Ce qui fit dire à d'Urville « *qu'il y a deux Tahiti, l'une à l'époque de la découverte, l'autre du présent qui n'était autre que le produit du fanatisme évangélique* ».

Duperrey mit ensuite le cap vers les Samoa et les Tonga, passa au nord de la Nouvelle-Guinée. Puis il contourna l'ouest et le sud de l'Australie jusqu'à Sydney et la Nouvelle-Zélande. La *Coquille* mit ensuite le cap au nord, faisant escale dans plusieurs îles de la Micronésie avant de prendre la direction de l'ouest. Elle rejoignit la Nouvelle-Guinée où elle jeta l'ancre le 26 juillet 1824, entreprit le voyage de retour et revint à Marseille le 24 avril 1825. En plus de trente et un mois de voyage et après avoir parcouru 25 000 lieues marines, fait absolument remarquable, Duperrey ramenait intacts ses soixante-cinq hommes d'équipage et son navire. La méthode de conservation des aliments[107] mise au point par Nicolas Appert (1749-1841) en 1802, adoptée par les marins français et copiée par les Britanniques, permettait désormais de limiter les pertes dans les équipages.
Le naturaliste qui accompagnait Louis Isidore Duperrey était un pharmacien de Marine : René Primevère Lesson.

[107] La méthode d'Appert consistait à soumettre à la chaleur les aliments dans des contenants hermétiques et stériles (bouteilles de verre, puis boîtes métalliques en fer-blanc).

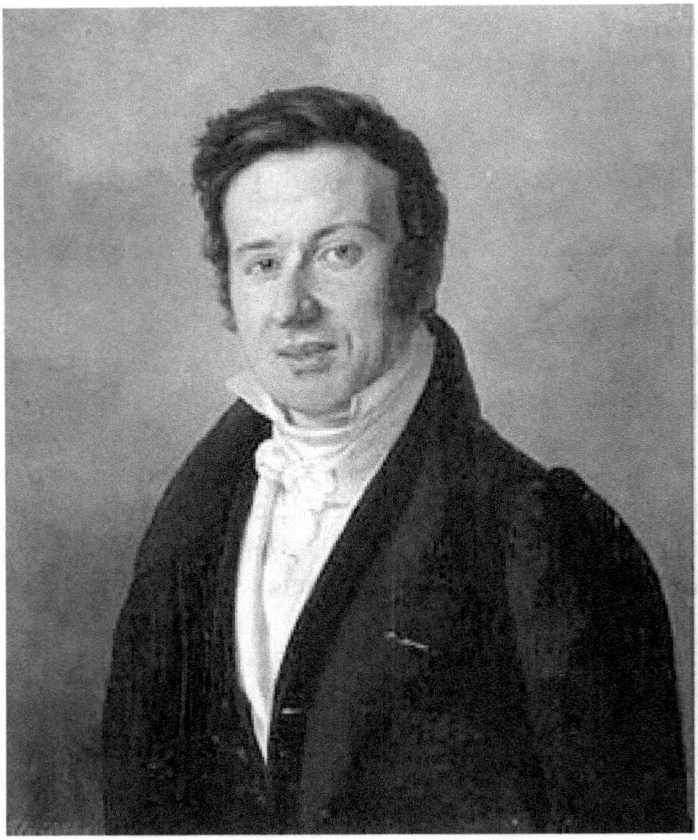

Figure 17 - René Primevère Lesson.

René Primevère Lesson [108] [109] (1794-1849)

Né à Rochefort le 20 mars 1794, il entra à l'École de médecine navale en 1809 et en sortit chirurgien auxiliaire le 16 août 1811. Il embarqua sur la frégate *Saale*, le *Régulus* et le *Cassard*, mais, comme tous les auxiliaires il fut licencié en mai 1814. Dès le mois suivant, il devint jardinier-botaniste à titre bénévole compte tenu de ses dispositions pour les sciences naturelles. Reçu au concours de pharmacie, il fut nommé pharmacien de 3e classe le 1er septembre 1816. Ce grade lui conféra le titre de jardinier-botaniste titulaire, activité qui s'interrompit avec sa

[108] Brisou B, Sardet M. Dictionnaire des médecins, chirurgiens et pharmaciens de la Marine. *Op. cit.* p. 516-518.
[109] Louis F. Devoirs de mémoire. *Op.cit.* p. 459.

promotion au grade de pharmacien de 2e classe le 19 mai 1821. Il fut désigné en mars 1822 pour participer à l'expédition autour du monde de la *Coquille* sous les ordres de Louis Isodore Duperrey. Il rapporta de ce voyage 254 espèces d'oiseaux, 63 de reptiles et d'amphibiens, 288 de poissons, 120 de coquilles, une soixantaine de crustacés, mais aussi plus de mille invertébrés marins et même des algues, des insectes, des échantillons de roches et un herbier de près de trois cent mille espèces de plantes. Ces collections avec leurs nombreux dessins réalisés en partie par Lesson lui-même, ont enrichi les collections du Muséum d'histoire naturelle.
À son retour, il fut affecté à Paris pour rédiger la partie zoologique du « *Voyage sur la corvette La Coquille* » qui parut en 1830. Il publia en 1827 un « *Manuel de mammalogie* » ; en 1828 un « *Manuel d'ornithologie* », et le premier volume du « *Complément de l'histoire naturelle* » de Buffon (1707-1788). En 1829, il publia l'« *Histoire naturelle des oiseaux-mouches* » et le « *Voyage médical autour du monde exécuté sur la corvette du Roi la Coquille* ».

Nommé professeur de botanique à l'École de Rochefort le 19 septembre 1829, il se partageait entre Rochefort où il enseignait et Paris où il écrivait. En 1830, parurent « *Zoologie du voyage autour du monde sur la corvette Coquille* » ; « *Centurie zoologique ou choix d'animaux rares, nouveaux et imparfaitement connus* » ; « *Histoire naturelle des colibris* ».

En 1832, Lesson produisit un « *Traité d'ornithologie* », complété d'un atlas, ainsi qu'un album de soixante planches coloriées « *Illustrations de zoologie ou Recueil de figures d'animaux peints d'après nature* ».
Il fut nommé second pharmacien en chef et désigné le 1er mars 1832 comme directeur de la pharmacie à Rochefort où il enseigna la chimie. Il continua cependant à publier : en 1832, les « *Trochilidés ou les colibris et les oiseaux mouches nouveaux* » ; puis en 1833, un « *Manuel d'histoire naturelle de pharmacographie* ».
Il fut élu membre correspondant de l'Académie de médecine le 6 septembre 1825 et membre correspondant de l'Académie des sciences le 13 mai 1833, dans la section anatomie et zoologie. À partir de 1840, ses publications scientifiques ont alterné avec des publications sur l'archéologie et l'histoire locales et les légendes du terroir de son enfance.

Lesson a mené un travail scientifique considérable et de grande valeur, en zoologie et plus particulièrement en ornithologie, tout en abordant d'autres sujets très variés. Il est décédé à Rochefort le 28 avril 1849.

Hyacinthe de Bougainville (1781-1846), fils de Louis-Antoine, fut admis à l'École Polytechnique le 25 novembre 1799 dont il démissionna le 20 juillet 1800 pour participer à l'expédition de Nicolas Baudin avec le grade d'aspirant de Marine de 2e classe.
Il accomplit un tour du monde du 2 mars 1824 au 24 juin 1826. Il devait « *montrer le pavillon du roi dans les mers où notre commerce cherche à s'ouvrir des débouchés* » et s'efforcer de développer dans ces régions « *des sentiments d'estime et d'amitié pour la France* ». La frégate, la *Thétis* appareilla de Brest, doubla le Cap-de-Bonne-Espérance le 7 mai et toucha l'île Bourbon le 18 où elle retrouva la corvette l'*Espérance* qui arrivait de Rio-de-Janeiro. Les deux navires gagnèrent ensuite l'île Maurice, les Indes, Singapour et Manille où l'*Espérance* entra en réparations. La *Thétis* repartit seule le 12 décembre pour Macao, arriva à Tourane le 12 janvier 1825 où Bougainville devait remettre à l'empereur d'Annam une lettre de Louis XVIII. La *Thétis* fut alors rejointe par l'*Espérance* et les deux navires, après avoir passé au large de la Malaisie et de Java, furent reçus par le sultan de l'île de Madura dans l'archipel des îles de la Sonde. Puis ce fut Sydney en Australie. Bougainville y séjourna en 1802 avec Baudin et fut impressionné par les progrès réalisés dans cette colonie anglaise. Les deux navires repartirent de Sydney le 21 septembre 1825, arrivèrent à Valparaiso le 23 novembre, passèrent le cap Horn le 2 février 1826, gagnèrent les Malouines, Rio-de-Janeiro et touchèrent à Brest le 23 juin. Hyacinthe de Bougainville publia en 1837 le récit de son voyage. Le chirurgien de l'expédition était le chirurgien de la Marine François Louis Busseuil.

François Louis Busseuil[110] [111] (1791-1835)

Né le 12 décembre 1791 à Nantes, il entra dans la Marine le 30 avril 1811, fut nommé chirurgien de 3e classe le 16 mai et fut licencié le 25 mai 1814. Il soutint sa thèse de médecine à Paris le 20 avril 1815 sur « *Considérations particulières sur les fièvres bilieuses* ». Il fut nommé chirurgien de 3e classe entretenu le 30 mars 1816 et affecté à Lorient. Chirurgien de 2e classe le 1er janvier 1819, il servit sur le brick le *Huron* en station à Gorée d'avril 1820 à mai 1822.
De février 1824 à juillet 1826, il participa à la circumnavigation de Hyacinthe de Bougainville sur la frégate *Thétis* qui navigua à partir de l'île Bourbon avec la corvette l'*Espérance*. Il était chargé du recueil des objets d'histoire naturelle, mais les nécessités de service ne lui permirent pas de terminer son travail de naturaliste au profit du jardin du Roi. Il publia la partie zoologique de la « *Relation du voyage* » en 1827 et est considéré comme l'un des pionniers de l'étude de la faune marine de l'Atlantique sud.
Trois ans plus tard, en 1829, il embarqua sur la Frégate *Terpsichore* comme chirurgien-chef d'une expédition, navale contre le Royaume Merina (Madagascar) commandée par le Capitaine de vaisseau Jean-Baptiste Goubeyre (1786-1845) et qui le mena sur la côte est de Madagascar.
Busseuil fut désigné pour le Sénégal en septembre 1834, embarqua sur la frégate *Flore* de septembre 1833 à mars 1934. Il fut nommé Chef du service de santé de l'île de Gorée le 1er avril 1834 et décéda le 15 juin 1835 d'une « maladie endémique au climat du Sénégal ».

Le capitaine de frégate Jules Dumont d'Urville (1790-1842) fut chargé en 1826 par le ministre de la Marine, le comte Christophe Chabrol de Crousol (1771-1836), d'explorer l'Océanie et d'arpenter les côtes de certaines îles, dont la Nouvelle-Guinée et la Nouvelle-Zélande. Il fut également aussi chargé de retrouver le lieu du naufrage de La Pérouse. Il était le second de Freycinet sur la *Coquille*. Il appareilla de Toulon le 25 avril 1826 sur l'*Astrolabe* (l'ex-*Coquille* de Duperrey) avec 13 officiers et 66 hommes. L'expédition toucha Rio, Montevideo, les Malouines, l'Australie, la Nouvelle-Zélande, les îles Tonga où

[110] Brisou B, Sardet M. Dictionnaire des médecins, chirurgiens et pharmaciens de la Marine. *Op.cit.* pp. 143-144.
[111] Louis F. Devoirs de mémoire. *Op.cit.* p. 92.

l'*Astrolabe* heurta la barrière de corail, mais échappa de peu au naufrage. Certains de ses hommes préférant les Tonga à l'*Astrolabe* désertèrent ce qui entraîna une confrontation entre d'Urville et les Tongiens et le bombardement par l'*Astrolabe* du site sacré de Mafanga à Tongatapu. Puis, d'Urville se dirigea vers la Nouvelle-Guinée, mais pris dans une tempête et ayant perdu toutes ses ancres, il repartit vers l'Australie et se rendit en Tasmanie pour réparer. Il repartit vers la Nouvelle-Guinée, mais ayant appris en route que le capitaine Peter Dillon avait recueilli des épaves de La Pérouse à Vanikoro, Dumont d'Urville s'y arrêta. Il y séjourna du 21 février au 17 mars 1828 et y fit ériger une stèle à la mémoire de La Pérouse et de son équipage. Tous les marins furent plus ou moins atteints par « les fièvres intermittentes ». L'*Astrolabe* se dirigea vers l'île de Guam, les Célèbes, Batavia, Maurice et la Réunion. Après une escale à Sainte-Hélène le 15 janvier 1829, *l'Astrolabe* toucha Marseille le 25 mars 1829.

Il y avait à son bord trois chirurgiens de marine, Jean René Constant Quoy (1790-1869) et Joseph Paul Gaymard (1793-1858) et Pierre Adolphe Lesson (1805-1888), le frère de René Primevère. Quoy refit équipe avec Gaymard, mais ce dernier, malade (il avait ingéré un purgatif mercuriel) fut débarqué à l'île Maurice sur le chemin du retour en novembre 1828.

L'expédition dura 35 mois. Elle n'avait pas pour but de découvrir de nouvelles terres, mais d'explorer de façon détaillée des terres encore mal connues. Elle reconnut plus de 4 000 lieues de côtes en Nouvelle-Irlande, en Nouvelle-Bretagne, en Nouvelle-Guinée et assura la position de plus de 200 îles océaniennes, dont une soixantaine ne figurait encore sur aucune carte.

D'importantes récoltes d'histoire naturelle furent faites en Australie, en Tasmanie, en Nouvelle-Zélande, aux Tonga : plantes nouvelles, oiseaux, mollusques qui enrichirent le muséum d'histoire naturelle. Une araignée géante fut appelée « la mygale de Quoy ». Mais c'est surtout la rencontre d'un mammifère marin mal connu, le douyoung (dudong), qui combla de bonheur Jean René Quoy. Au retour, l'Académie des Sciences consacra quatre séances à l'exposé des rapports par spécialités et le rapport final fut présenté le 16 novembre 1829. Un ouvrage collectif fut publié entre 1830 et 1835 : « *Voyage de la corvette l'Astrolabe exécuté par ordre du Roi, pendant les années 1826-1827-*

1828-1829 sous le commandement de M.J. Dumont d'Urville, capitaine de vaisseau », en 14 volumes.

Nous avons déjà traité du début des carrières de Jean René Quoy et de Joseph Paul Gaimard.

À son retour en 1829, Jean René Quoy s'installa à Paris. Il fut élu membre correspondant de l'Académie des Sciences en mai 1830, mais il ne fut pas élu titulaire - comme prévu - de la chaire consacrée aux mollusques et aux zoophytes[112].
Déçu, il mit un terme à sa carrière scientifique et reprit une carrière maritime. Il servit pendant plus de 10 ans à Brest et à Toulon avant d'être promu inspecteur général du service de santé de la Marine qu'il modernisa.
Il fut mis à la retraite le 1er novembre 1858, après 52 années d'activité et se retira à Saint-Jean-de-Liversay. Il y décéda en juillet 1869. Sa tombe, ornée d'une mappemonde, porte l'inscription *« Pro sientia, bis circum ».*

À bord de l'*Astrolabe*, Joseph Paul Gaimard, outre son poste de chirurgien, était « chef de gamelle », chargé du bon approvisionnement en vivres frais. Gaimard était, dit-on, un « joyeux luron » et en Australie, les premières « denrées périssables » furent pour l'expédition, un escadron de jolies filles et il en oublia sa mission…

À son retour en France, Gaimard fut chargé d'enquêter sur le choléra qui venait de faire sa première apparition en Europe. Ensuite, il dirigea une expédition, sur la corvette *La Recherche* en Islande après la disparition de la *Lilloise* en 1835-1836. Il écrivit *« Voyage en Islande et au Groenland exécuté pendant les années 1835 et 1836 sur la corvette La Recherche* » en huit volumes. En 1838, il dirigea à nouveau une expédition scientifique, sur la *Recherche*, en Scandinavie, en Laponie et dans les îles Féroé et Spitsberg. Il écrivit un livre sur cette expédition, en dix-sept volumes.

112 Certains animaux inférieurs qui ressemblent à des plantes (éponges, corail, anémones de mer, infusoires…) étaient dits zoophytes ou zoophites. Ce terme n'est plus utilisé dans la biologie moderne.

Élu conseiller général du Var, il demanda d'être admis à la retraite le 1er septembre 1848 pour pouvoir se présenter à la députation, mais il ne fut pas élu. Une nouvelle épidémie de choléra lui fit connaître le préfet du Var, le baron Georges Haussmann (1809-1891), celui qui va transformer Paris et dont il devint l'ami. Il mourut subitement à Paris le 10 décembre 1858.

Pierre Adolphe Lesson accompagnait Quoy et Guimard.

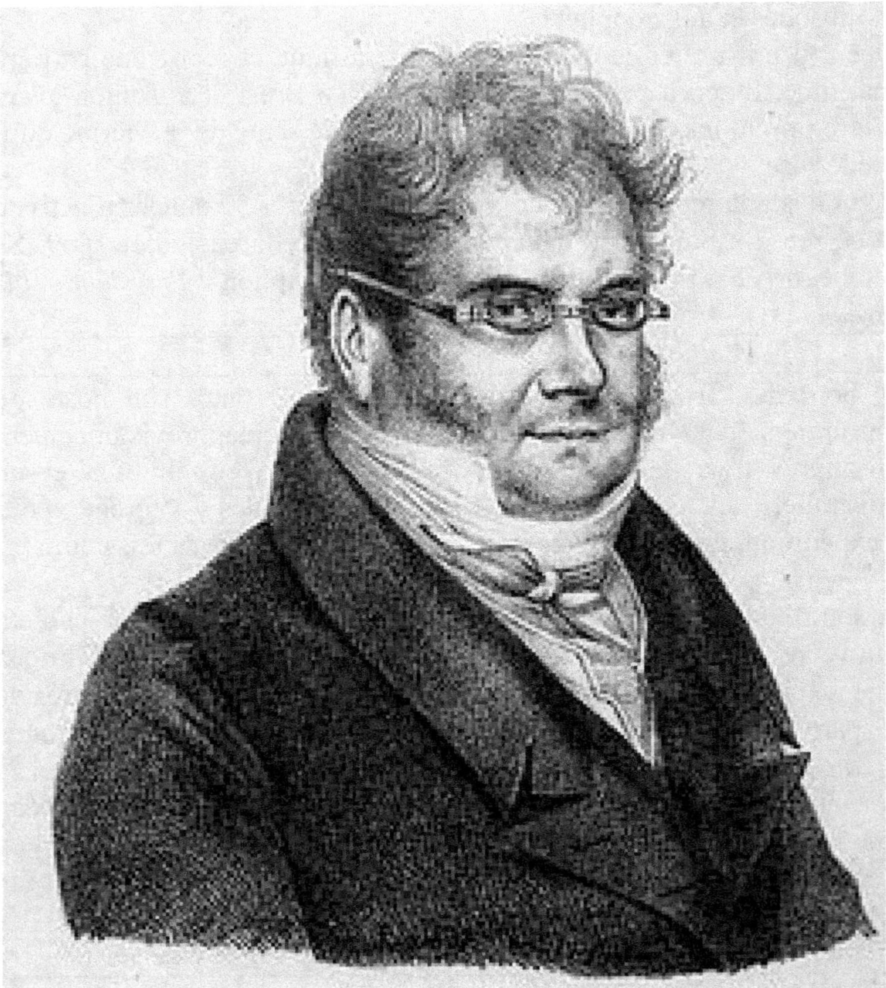

Figure 18 - Pierre Adolphe Lesson.

Pierre Adolphe Lesson[113] [114] (1805-1888)

Né à Rochefort le 24 mai 1805, Pierre, Adolphe Lesson entra à l'École de médecine navale de Rochefort en 1821. Nommé chirurgien de 3e classe le 16 mai 1824, il navigua sur la gabare *Durance* et fit la campagne de Terre-Neuve en 1825-1826, puis embarqua sur la corvette *Astrolabe* pour le voyage de circumnavigation effectué sous le commandement de Dumont d'Urville de 1826 à 1829, tout particulièrement chargé de la botanique. À son retour, il fut affecté à Paris d'avril 1829 à août 1931 pour publier la partie botanique du voyage. Puis, il revint à l'hôpital de Rochefort et fut affecté sur le brick *Mayenne* de mars 1832 à mars 1834, et participa de juillet 1834 à août 1837 à une campagne à Terre-Neuve, aux Antilles et au Mexique.

Il soutint sa thèse de doctorat en médecine à Montpellier sur : « *La Dysenterie aiguë en général et particulièrement celle qui a été observée à bord de l'Astrolabe pendant son voyage de découverte* ».
Il participa au blocus de La Plata sur le brick *Pylade* de janvier 1839 à avril 1842, puis remonta les côtes du Chili, du Pérou jusqu'à Acapulco au Mexique.
Il effectua ensuite une mission de six mois en Océanie, aux îles Gambier, aux Marquises et aux îles de la Société pour assurer la protection des missionnaires catholiques français. Il rapporta de ce voyage des objets d'histoire naturelle qu'il remit à l'École de médecine de Rochefort.

Désigné le 27 janvier 1843 pour les îles Marquises, il rejoignit Tahiti dès juin 1844 et y resta jusqu'en 1849, après un séjour de plus de six ans en Océanie. Il suivit les événements de 1844-1846 à Tahiti marqués par les insurrections des Tahitiens, le protectorat français et l'expulsion du pasteur Pritchard. À son retour en France, il fut placé en non-activité pour cause de maladie le 14 février 1851 et mis à la retraite le 1er août 1854.

Lesson participa à l'ouvrage sur le « *Voyage de découverte de l'Astrolabe* » pour la partie botanique. Il fit paraître « *Le Voyage de*

[113] Brisou B, Sardet M. Dictionnaire des médecins, chirurgiens et pharmaciens de la Marine. *Op.cit.* pp. 519-520.
[114] Louis F. *Devoirs de mémoire. Op.cit.* p. 458.

Pylade » en 1840 ; « *Le voyage aux îles Mangareva en Océanie* » annoté par son frère René Primevère en 1846 et « *Vanikoro et ses habitants* » en 1876. Un autre ouvrage d'Adolphe Lesson : « *Les Polynésiens, leur origine, leurs migrations, leur langage* » fut publié en quatre tomes en 1881-1884. Il mourut à Rochefort le 16 mai 1888.

En 1837, Dumont d'Urville entreprit un nouveau voyage dans l'océan Antarctique avec l'*Astrolabe* et la *Zélée*. Les navires partirent de Toulon le 11 septembre 1837, mouillèrent dans la rade de Valparaiso le 13 novembre, atteignirent la Terre de Feu et les glaces antarctiques d'où ils sortirent le 7 mars 1838 pour regagner Valparaiso. Dumont d'Urville séjourna du 26 août au 2 septembre à Nuku Hiva aux Marquises, passa aux Salomon, à Bornéo, à Djakarta, à Sumatra. Dans ces parages, une maladie tua 17 hommes et l'obligea à en laisser 16 à terre.
Cependant, ayant appris que les Anglais étaient en route pour le pôle Sud, Dumont d'Urville repartit vers le sud, rencontra les premières glaces, vit une terre recouverte de glace et de neige, y débarqua et planta le drapeau français sur un coin de terre le 22 janvier 1840, auquel il donna le nom de Terre-Adélie (sa femme s'appelait Adèle). Mais il fut contraint, en raison des conditions climatiques, de renoncer à explorer la Terre-Adélie et revint en France par la Nouvelle-Zélande, la Nouvelle-Calédonie, le détroit de Torres et l'île Maurice. Cette expédition fut critiquée par François Arago (1786-1853), physicien et homme politique, car de son point de vue, elle n'avait pas d'intérêt scientifique.

Deux chirurgiens de marine faisaient partie de l'expédition : Jacques Bernard Hombron et Honoré Jacquinot.

Jacques Bernard Hombron[115] (1798-1852)

Il naquit le 15 avril 1798 à Paris. Son père était avocat à Fribourg en Suisse. Il suivit les cours de chirurgie à Lyon en 1818 et 1819 et fut nommé chirurgien de 3e classe le 9 décembre 1821. Il fut affecté à l'hôpital de Pointe-à-Pitre en Guadeloupe de mars 1822 à mai 1825. À son retour en métropole, il soutint sa thèse de doctorat en médecine sur : « *Réflexions sur la fièvre jaune* ».

[115] Brisou B, Sardet M. Dictionnaire des médecins, chirurgiens et pharmaciens de la Marine. *Op.cit.* p. 419.

Nommé chirurgien de 2e classe le 17 mars 1824, puis de 1re classe le 11 novembre 1837, il embarqua à plusieurs reprises. Il fut affecté comme chirurgien-major sur la corvette *Astrolabe* et participa à l'expédition au pôle Sud commandée par Dumont d'Urville[116], accompagné par la *Zélée,* du 12 août 1837 au 1er décembre 1840.
À son retour, il se rendit à Paris pour livrer au Muséum d'histoire naturelle les collections qu'il avait rapportées et y séjourna six ans afin de préparer la publication du rapport scientifique de l'expédition publié en 1846. Il écrivit également *« Aventures les plus curieuses des voyageurs »* publié en 1847.
Il fut ensuite affecté au Sénégal comme chef du service de santé à Saint-Louis d'avril 1851 à septembre 1852. Il mourut en mer à son retour en France, le 16 octobre 1852, sur le navire de commerce *Ferdinand.*

Honoré Jacquinot[117] (1814-1853)

Il naquit le 1er août 1814 à Moulins-Engilbert dans la Nièvre Nommé chirurgien de 3e classe, il fut affecté au port de Toulon de mars à juin 1836, avant d'embarquer sur le vaisseau *Ville de Marseille.* Puis il embarqua comme chirurgien en second sur la corvette *Zélée* de juin 1837 à décembre 1840 et participa au second voyage autour du monde de Dumont d'Urville. C'est son frère, le capitaine de frégate Charles-Hector Jacquinot (1796-1879), de dix-huit ans son aîné, qui commandait la *Zélée.*
Honoré Jacquinot fut attaché à la rédaction des travaux scientifiques de l'expédition de janvier 1842 à décembre 1846. Plusieurs publications parurent dans les *de l'Académie des Sciences* : « *Mémoire sur les Parcellarisées Comptes-rendus* » en 1844, un *« Essai sur l'histoire naturelle de l'homme », « Sur les Américains Iodas »* et *« Mémoire sur les caractères anthropologiques* » en 1845.
Il soutint sa thèse de doctorat en médecine, le 26 août 1848 à Paris, intitulée « *Études sur l'histoire naturelle de l'homme ».*
Affecté au Sénégal, mais malade, il ne put rejoindre son poste. Il fut placé en non-activité le 28 août 1849, réformé le 16 février 1852, puis il décéda en 1853.

---

116 Les médecins des expéditions de Dumont d'Urville (1826-1829 et 1837-1840), *Médecine et Armées*, 1981, 9, 147-154.

117 Brisou B, Sardet M. Dictionnaire des médecins, chirurgiens et pharmaciens de la Marine. *Op.cit.* pp.429-430.

Cyrille Pierre Théodore Laplace (1793-1875), capitaine de corvette, entreprit une circumnavigation sur la corvette *La Favorite* du 30 décembre 1829 au 21 avril 1832. Parti de Toulon, son voyage le mena à Gorée, à l'île Bourbon, aux Indes, en mer de Chine, en Australie et en Nouvelle-Zélande. La traversée du Pacifique le conduisit au Chili à Valparaiso. Il passa le Cap-Horn le 15 janvier 1832, longea la côte du Brésil, traverse l'océan Atlantique et rentra Toulon après 2 ans et 3 mois de voyage.
Promu capitaine de vaisseau en 1834, Laplace renouvela son périple entre le 20 janvier 1837 et le 14 avril 1840 sur la frégate *L'Artémise,* parcourant la mer Rouge, l'océan Indien, la mer de Chine. Il toucha l'Australie, Tahiti, les îles Hawaï, la Californie avant de rentrer par le Pérou et le Brésil en passant par le cap Horn. Au cours de cette expédition eut lieu en 1839 « l'affaire Laplace », qui opposa le royaume de France au royaume d'Hawaï. Laplace intervint, sur ordre, pour mettre fin à la persécution des catholiques par le royaume d'Hawaï le 10 juillet 1839. Le roi d'Hawaï, Kamehameha III, proclama un édit de tolérance le 17 juillet 1839, mettant fin à la détention de citoyens catholiques.

Le chirurgien Fortuné Eydoux était le chirurgien-major sur la *Favorite*, aidé du chirurgien de 3e classe Joseph Baume. Nous retrouverons Fortuné Eydoux sur la *Victoire,* aidé du chirurgien de 3e classe Louis Souleyet. Le chirurgien de l'*Artémise* était Jean-Baptiste Baratte.

Jean-Baptiste Emile Victor Baratte[118] (1805-1859)

Fils d'un officier de santé, il naquit le 29 novembre 1805 à Toulon. Il devint élève de l'École de médecine navale de Toulon le 1er juin 1823, chirurgien entretenu de 3e classe le 1er août 1824 et chirurgien de 2e classe le 1er janvier 1834. Il fit plusieurs embarquements avant d'être affecté sur la frégate *Artémise* qui participa au voyage de circumnavigation du capitaine de vaisseau Cyrille Laplace de janvier 1837 à avril 1840. Comme tous les officiers du service de santé à cette époque, il était chargé de rassembler les objets d'histoire naturelle destinés à enrichir les collections du Muséum d'histoire naturelle.

[118] Brisou B, Sardet M. Dictionnaire des médecins, chirurgiens et pharmaciens de la Marine. *Service Op.cit.* pp. 64-65.

Il multiplia ensuite les embarquements. Il était à Alger le 8 mars 1845 quand une poudrière du port explosa. Mais, il n'était toujours que chirurgien de 2e classe quand il fut admis à la retraite le 3 mai 1853, après trente ans de service ! Il mourut le 2 février 1859 à Toulon.

Auguste Nicolas Vaillant (1793-1858), capitaine de frégate, prit en 1834 le commandement de la *Bonite* avec laquelle il entreprit un voyage autour du monde de 1835 à 1837. Parti de Toulon le 6 février 1835, il rentra à Brest 6 novembre 1837 après avoir visité le Brésil, le Rio de la Plata, le Chili, le Pérou, les îles Sandwich, les Philippines, Macao, la Cochinchine, la Malaisie, Pondichéry et Calcutta avant de toucher la Réunion, le Cap et Sainte-Hélène. Il en rapporta de très importants renseignements politiques et commerciaux et une masse d'observations scientifiques qui fut publiée en dix volumes avec la collaboration des membres de l'expédition, dont les chirurgiens de marine Joseph Fortuné Théodore Eydoux, Louis François Auguste Souleyet et le pharmacien Gaudichaud-Beaupré.

Joseph Fortuné Théodore Eydoux[119] (1802-1841)

Né le 23 avril 1802 à Toulon, il était le fils d'un officier de marine. Il fut élève-chirurgien entretenu le 16 août 1821, chirurgien de 3e classe le 1er juin 1823. Il embarqua sur la flûte *Ariège* de septembre 1823 à septembre 1824.
Il était chirurgien-major sur la *Favorite* lors du premier voyage du capitaine de frégate Laplace en 1829-1832. Il ramena des collectes zoologiques importantes de mollusques et de coquilles. Il était secondé par le chirurgien de 3e classe Joseph Baume (1809-1833), qui remplit, comme Fortuné Eydoux, outre les fonctions de médecin, celle de naturaliste.

Il fit ensuite campagne en 1834-1835 sur la frégate *Victoire* le long des côtes d'Afrique avant de participer comme chirurgien-major et zoologiste à l'expédition de la *Bonite* en 1836-1837 toujours sous le commandement de Cyrille Laplace avec le pharmacien Gaudichaud-Beaupré et le chirurgien de 3e classe Louis, François Auguste Souleyet (1811-1852).

---

[119] Brisou B, Sardet M. Dictionnaire des médecins, chirurgiens et pharmaciens de la Marine. *Op.cit.* pp. 82, 306, 351-352 et 753.

Fortuné Eydoux est connu pour sa participation à l'expédition de la *Bonite* d'où il rapporta une quantité considérable d'oiseaux, de poissons des mers de Chine, de mammifères, de reptiles, d'amphibiens et une énorme quantité d'invertébrés marins. Cette campagne fit l'objet d'un ouvrage collectif : « *Voyage autour du monde exécuté pendant les années 1836 et 1837 sur la corvette Bonite [...]* » en quinze volumes et trois atlas, dont Eydoux et Souleyet rédigèrent les trois volumes de zoologie et Gaudichaud les quatre volumes de botanique.
Fortuné Eydoux soutint sa thèse de doctorat en médecine à Paris en 1838 en présentant : « *Observations sur le scorbut* ». Il partit à la Martinique comme second médecin-en-chef où il mourut de la fièvre jaune le 6 juillet 1841, à l'âge de trente-neuf ans.

Louis Souleyet se retrouva donc seul pour poursuivre et terminer l'ouvrage entrepris après le décès de Seydoux qu'il termina en 1851.
À son tour, Souleyet décéda de la fièvre jaune en 1852 à bord de La *Sybille* stationnée à Fort-de-France.

Abel Aubert Dupetit Thouars (1793-1864), capitaine de vaisseau, accomplit le tour du monde sur la *Vénus,* du 29 décembre 1836 au 24 juin 1839. Ce grand voyage d'exploration le mena à Tenerife, Rio-de-Janeiro, Valparaiso, Honolulu, San Francisco, l'île de Pâques, les îles Marquises et les îles de la Société, la Nouvelle-Zélande, l'Australie, la Réunion, le Cap. Il publia en 1840 « *Voyage autour du monde sur la frégate la Vénus pendant les années 1836-1839* ». De retour en France, il conseilla au gouvernement d'occuper les îles Marquises afin d'assurer une présence française en Océanie et aussi pour l'utiliser comme lieu de déportation. Sa proposition fut acceptée et Dupetit-Thouars fut nommé au commandement de la division navale de l'Océanie. Il occupa l'archipel des Marquises en 1841 et signa en 1842 avec la Reine de Tahiti, Pomaré IV, un traité de protectorat.

Il était accompagné dans son tour du monde par deux médecins de marine, Adolphe Simon Neboux et Charles René Augustin Léclancher.

Adolphe Simon Neboux[120] (1805-1885)

Né le 22 février 1805 à La Châtre dans l'Indre, il fut élève-chirurgien le 1er avril 1822 et nommé chirurgien de 3e classe le 16 juin 1833 puis embarqua pendant trois ans. Chirurgien de 1re classe, il fut chirurgien-major de la frégate *Vénus* commandée par Abel Aubert Dupetit-Thouars. Il eut comme adjoint Charles René Augustin Leclancher, chirurgien de 2e classe (1804-1857).

Il soutint sa thèse à Paris en 1840 sur : « *Dissertation sur le scorbut, observé à bord de la frégate la Vénus pendant la campagne qu'elle a faite autour du monde dans les années 1837, 38 et 39* ».

Il enrichit le Muséum d'histoire naturelle de ses nombreuses collections en zoologie, en botanique et aussi en géologie. Geoffroy Saint-Hilaire[121] déclara que bien peu de collections ornithologiques avaient jusque-là montré, proportionnellement à leur nombre, autant d'objets nouveaux et aussi dignes d'intérêt scientifique que celle de Neboux. Pour ce qui concerne la géologie, Neboux rapporta 115 roches. Elie de Beaumont[122] précisa que Neboux avait donné encore plus de valeur et d'intérêt aux échantillons de roches en fournissant toujours sur leur gisement des notes détaillées claires et précises. Le muséum, qui ne possédait encore aucune roche du Kamtchatka et de Californie, fut comblé.

Neboux prit sa retraite le 30 novembre 1847 et décéda en 1885.

[120] Brisou B, Sardet M. Dictionnaire des médecins, chirurgiens et pharmaciens de la Marine. *Op.cit.* pp. 484, 599-600.

[121] Geoffroy Saint-Hilaire (1772-1844) : naturaliste, membre du Muséum national d'Histoire naturelle, membre de l'Académie de Médecine et de l'Académie des Sciences.

[122] Elie de Beaumont (1798-1874) : géologue, Polytechnicien et École des mines.

LES COLONIES FRANÇAISES DANS L'OCÉAN PACIFIQUE

La France en Polynésie

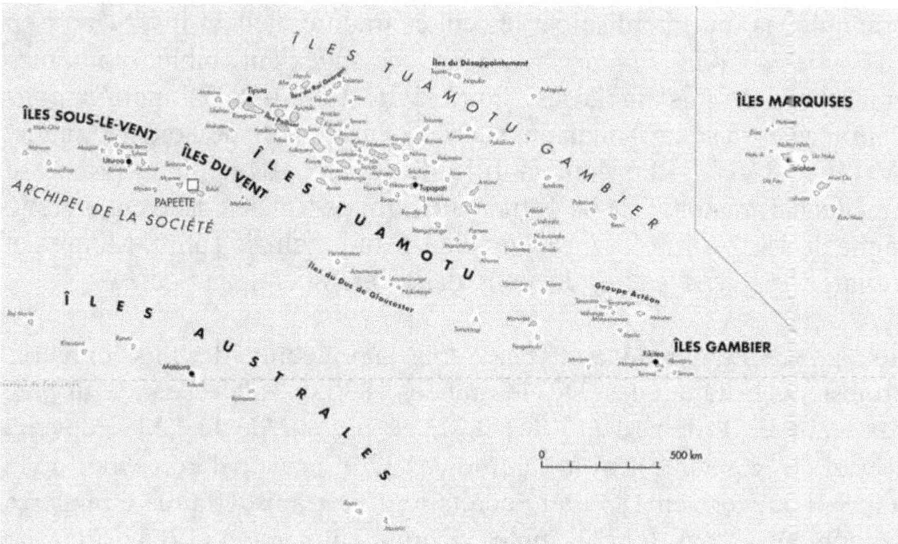

Figure 19 - Carte de la Polynésie française.

C'est le 19 juin 1767 que le premier navigateur européen, le capitaine anglais Samuel Wallis, commandant le *Dolphin,* débarqua à Tahiti. Il fut suivi par le Français Louis Antoine de Bougainville en 1768 et par le Britannique James Cook en 1769. En 1788, le *Bounty* du capitaine William Bligh (1754-1817) fit escale à Tahiti, mais l'équipage se révolta et les mutins furent arrêtés en 1791 par la marine anglaise. L'occupation par les Anglais ne commença que le 5 mars 1797 avec l'arrivée de trente missionnaires de la *London Missionnary Society* (LMS) dans la baie de Matavai, qui exercèrent bientôt leur emprise sur la population polynésienne.

En 1817, après vingt années d'interruption due aux guerres napoléoniennes, les Français reprirent les voyages au long cours et repartirent vers le Pacifique. L'amiral Dupetit-Thouars occupa les îles Marquises en mai 1842. Mais ces îles, perdues dans le vaste océan Pacifique, n'étaient qu'une station navale pour la division navale française de l'Océanie. L'amiral portait ses vues sur l'archipel de la Société, tout particulièrement sur Tahiti.

Lorsque la mission anglaise de la LMS était arrivée à Tahiti en 1797, le chef du district de Matavai, l'arii Tu (1750-1803), avait cédé son district aux missionnaires britanniques et avait pris le nom de Pomaré Ier. Son fils Pomaré II (1782-1821) était sous la protection des pasteurs britanniques qui interdisaient les cultes traditionnels et instituèrent en 1819, le *« Code Pomaré »* où se mélangeaient bible, coutumes tahitiennes et lois anglaises. Pomaré III (1820-1827) mourut dans l'enfance et sa sœur Aimata lui succéda sous le nom de Pomaré Vahiné IV (1813-1877). Elle était la fille de Pomaré II et de la princesse Territana Tamatoa, fille de Tamatoa III, roi de Raiatea. Elle eut un long règne de 1827 à 1877. Le royaume de Tahiti incluait Tahiti, Moorea et Tetiaroa appelées les îles du Vent, dans l'archipel de la Société.

Le règne de Pomaré IV a été placé sous la protection des missionnaires protestants britanniques. Dès les années 1830, le rôle essentiel fut joué par Georges Pritchard (1796-1883), un pasteur de la LMS, devenu consul du Royaume-Uni à Tahiti en 1837 et principal conseiller de la reine. Il suggéra en 1839 au Secrétaire d'État aux Affaires étrangères britannique, Harry John Temple, vicomte Palmerston (1784-1865), de faire de Tahiti un protectorat britannique, mais ce dernier refusa.

En 1836, deux missionnaires catholiques de l'ordre des Pères de Picpus, implanté aux îles Gambier depuis 1834, Honoré Laval (1808-1880) et François Caret (1802-1844), tentèrent de s'installer à Tahiti. Mais, sur les « conseils » du pasteur Pritchard, la reine refusa et ils furent refoulés. Cette décision entraîna l'intervention de Dupetit-Thouars qui se rendit à Tahiti. Il y rencontra Jacques-Antoine Moerenhout (1796-1879), le consul de France, un pittoresque et aventureux Belge, naturalisé français, qui avait réalisé alors qu'il était au Chili, trois voyages, de 1829 à 1834, à des fins commerciales en Polynésie. Il avait visité lors de son premier voyage en 1829 l'île Pitcairn, les Tuamotu, les Australes et les îles de la Société ; lors de son deuxième voyage fin 1830, l'île de Pâques, les Tuamotu et les îles Sous-le-Vent ; lors de son troisième voyage en 1834, Mangareva aux Gambiers, Rapa aux Australes et Tahiti. Il avait établi d'importants contacts locaux et fondé à Tahiti un établissement de négoce, ce qui lui avait permis vers 1835 de devenir l'un des Européens les plus influents de Polynésie. En 1834, Moerenhout avait été nommé consul des États-Unis et avait œuvré activement pour l'implantation de la France en Polynésie. La France voulait développer son implantation dans le Pacifique afin de limiter l'extension de la domination britannique, déjà installée en Australie et en Nouvelle-Zélande. En 1842, Moerenhout fut nommé consul de France. Il conseilla à Dupetit-Thouars de signer un traité de protectorat avec la reine Pomaré IV.

L'amiral obtint le 9 septembre 1842 de la reine un traité reconnaissant le protectorat de la France sur Tahiti. La France reconnaissait la souveraineté du royaume tahitien, la reine continuant à régler les affaires intérieures, la France dirigeant les relations extérieures et assurant la défense et le maintien de l'ordre. Les missionnaires protestants de la LMS protestèrent, mais la Grande-Bretagne n'intervint pas. Le gouvernement de Louis-Philippe (1773-1850) attachant une grande importance à la création des Établissements français de l'Océanie, envoya en mai 1843, une expédition commandée par le capitaine de vaisseau Armand Joseph Bruat (1796-1855) qui se composait de six bâtiments, dont l'*Uranie* qui aborda le 16 septembre 1843 à Kuku-Hiva et entra le 4 novembre dans la baie de Papeete. Le 6 novembre, le drapeau français flottait dans la cour du palais royal[123]. Bruat fut nommé « gouverneur des Marquises et commissaire du roi aux îles de la Société ».

Pritchard, qui était parti en Angleterre le 2 février 1841, était revenu à Tahiti en février 1843 et avait recommencé ses menées séditieuses, appuyé par les autres missionnaires de la LMS et les capitaines de navires anglais de passage. Mais à Tahiti, la situation se détériorait. La reine Pomaré IV s'était réfugiée chez son ami Pritchard, puis s'était exilée et réfugiée à Raiatea, aux îles sous le Vent, dans sa famille maternelle. Elle demanda, mais en vain, l'intervention britannique. Elle suscita l'insurrection d'une partie des Tahitiens, soit environ 1500 combattants. Papeete était sous la menace d'une attaque des insurgés. Pritchard fut arrêté et expulsé le 8 mars 1844. La Grande-Bretagne n'intervint pas. Ce fut la fin de « L'Affaire Pritchard » qui avait envenimé les relations entre la France et la Grande-Bretagne en Polynésie pendant 15 ans.

La sanglante guerre franco-tahitienne dura de 1843 à 1847. Les rebelles furent repoussés vers la montagne au centre inhabité de l'île. Les

---

[123] Bastide L. L'expédition de Tahiti. Extraits de la correspondance de Paul Boutet (1843-1847). *Revue d'histoire Outre-Mers* 1933 ; 93 : 157-180.

Français gagnèrent la bataille de la Punaruu le 17 décembre 1846. Le 7 février 1847, à Moorea, la Reine Pomaré IV fit sa soumission. Bruat lui dit : « *Je reçois votre soumission au nom du roi des Français et je vous restaure dans votre pouvoir sous le gouvernement du Protectorat, tel qu'il est aujourd'hui constitué* ».

Les Français n'ont pas pu annexer l'île à cause de la pression diplomatique de la Grande-Bretagne et les Pomaré ont continué à diriger Tahiti sous le protectorat français. Le protectorat ne concernait que les îles du Vent : Tahiti, Tetiaroa et Moorea. Les royaumes de Huahine, Raiatea et Bora-Bora, constituant les îles-Sous-le-Vent, restaient indépendants.

Le statut de protectorat alla jusque dans les années 1880, époque à laquelle les Français annexèrent Tahiti. Le dernier souverain de Tahiti, Pomaré V (1839-1891) céda, après trois ans de règne, les territoires du protectorat à la France, moyennant le maintien des symboles de sa royauté.

Le 16 mars 1888, le gouverneur de Tahiti, sollicité par une partie importante de la population des îles Sous-le-Vent proclama l'annexion des îles Raiatea, Tahaa, Huahine, Bora-Bora et leurs dépendances. Ce qui ne fut pas accepté par tous les chefs locaux, et en particulier par Teraupoo, roi de Raiatea. Des opérations militaires furent engagées contre lui le 1er janvier 1897. Teraupoo fut arrêté avec ses partisans le 16 février. Les îles Sous-le-Vent eurent alors une administration distincte des autres possessions françaises, tout en étant placées sous l'autorité du gouverneur de Tahiti.

Les Établissements français de l'Océanie ont dépendu du ministère de la Marine jusqu'en 1894, puis du ministère des Colonies. La colonie fut dirigée à partir de 1881 par un gouverneur, représentant le Président de la République. Les décrets du 6 décembre 1885 instituèrent un Conseil général (ou Conseil colonial) et un Conseil privé du gouverneur.

Au début du XIXe siècle, les îles polynésiennes étaient exemptes de maladies contagieuses et épidémiques. William Ellis (1794-1872), missionnaire de la LMS, présent en Polynésie de 1817 à 1824, écrivait : « *Des maladies apportées par les Européens et non combattues étendaient librement leurs ravages destructeurs et dans presque chaque famille, l'un des membres était atteint par une de ces maladies introduites et en mourait à la fleur de l'âge [...]. Elles étaient apportées dans les îles, tantôt par des navires de passage et tantôt par les marins déserteurs qui en étaient atteints. Ainsi prirent naissance les plus graves épidémies accompagnées de nombreux décès ».*

L'exemple est l'épidémie de variole qui atteignit les îles Marquises[124] en 1863-1864. Alors que la population tahitienne avait été vaccinée contre la variole, il n'en était pas de même dans les îles éloignées de Tahiti. L'épidémie de variole aux Marquises fut apportée par le vapeur français *Diamant* qui débarqua à Taiohae, sur l'île de Nuku Hiva, des Polynésiens, qui après avoir été enlevés de force de leurs îles par les Péruviens et promis à un quasi-esclavage, avaient été récupérés et sauvés. Mais la variole se déclara à bord et se propagea rapidement, tuant plus d'un tiers de la population à Nuku Hiva.

Plusieurs médecins de marine n'ont fait que passer à Tahiti lors des voyages autour du monde. À partir de la moitié du XIXe siècle, des médecins y ont été affectés, certains sont restés sur place. Nous avons déjà traité des carrières de Pierre Adolphe Lesson qui a servi en Polynésie de 1843 à 1849 et de Joseph Honoré Bouffier de 1847 à 1850.

Deux jeunes médecins de marine ont rapporté leurs observations sur la santé à Tahiti dans leurs thèses de doctorat en médecine qui portent le même titre : « Topographie médicale ». La première est celle de Jules de Comeiras, la seconde celle d'Etienne Prat.

Jules Raymond Auguste de Comeiras[125] (1816-1863)

Né le 25 juillet 1816 à Rodez (Aveyron), son père était avocat. Aide-chirurgien auxiliaire de 3e classe, il servit sur la frégate *Iphigénie* en 1837. Chirurgien entretenu le 1er janvier 1838, il était en poste à Toulon avant de participer à l'expédition du Mexique sur le *Vulcain*, puis sur la *Fortune* jusqu'en juillet 1839. Il embarqua le 9 novembre 1842 sur la corvette la *Boussole*, pour une campagne dans les mers du Sud, la

[124] Bailleul M. L'épidémie de variole aux îles Marquises en 1863-1864. *Bulletin de la Société des Études Océaniennes (Polynésie orientale).* N°353/354 – Janvier/août 2021, pp. 118-122.
[125] Brisou B, Sardet M. Dictionnaire des médecins, chirurgiens et pharmaciens de la Marine. *Op.cit.* 2010, p. 204.

station des Marquises et Tahiti. La *Boussole* faisait partie des renforts de l'escadre du contre-amiral Dupetit-Thouars qui venait de prendre possession des Marquises le 12 juin 1842. À Nuku Hiva, Comeiras était chargé du service de santé de la colonie. Il donnait ses soins aux baleiniers de passage et aux naturels des îles.

De retour en France le 7 avril 1845, il soutint à Montpelier le 2 août 1845 sa thèse de doctorat en médecine, en traitant de la « *Topographie médicale de l'archipel de la Société* ». Il était très curieux au sujet de la médecine traditionnelle tahitienne au temps de la royauté et aux débuts du protectorat. Il traita de la syphilis (annexe 3), « dont l'importation remonte aux premiers navigateurs, à Cook suivant les uns, à Bougainville suivant d'autres » et qui « a fait des progrès effrayants », de l'éléphantiasis, de la phtisie pulmonaire, des dysenteries, de la variole[126]...

Par la suite, Comeiras participa sur le *Saint-Louis* à la guerre de Crimée en 1855, puis embarqua sur le *Némésis* pour l'Extrême-Orient. Son rapport de fin de campagne, qui comporte quatre-vingts pages est intitulé : « *Rapport médical de la division navale des mers de Chine pendant les années 1857, 1858, 1859, 1860 sous les ordres du vice-amiral Rigaud de Genouilly* ». En janvier 1863, il demanda à être attaché à l'hôpital de Smyrne. Il embarqua sur le yacht impérial l'*Aigle* et mourut en rade de Toulon le 2 juin 1863.

Étienne, Jean Joseph Marie Prat[127] (1822-1897)

Né le 29 juillet 1822 à Toulon, il entra dans la Marine en 1839 et fut chirurgien de 3e classe le 12 juillet 1841. Il fit plusieurs embarquements jusqu'en 1853, année au cours de laquelle il arriva à Tahiti sur la corvette *Eurydice*. Il y fut affecté comme chef du service de santé et médecin-chef de l'hôpital de Papeete. C'était l'unique structure de santé de l'île disposant d'une trentaine de lits, destinés prioritairement aux hommes de la garnison et aux équipages de la marine.

[126] Koenig R. État sanitaire de Tahiti et médecine traditionnelle aux débuts du protectorat. *Bulletin de la Société des Études Océaniennes (Polynésie orientale).* N°353/354 – Janvier/août 2021, pp. 40-87

[127] Brisou B, Sardet M. Dictionnaire des médecins, chirurgiens et pharmaciens de la Marine. *Op.cit.* pp. 650-651.

Il écrit en 1854 : « *Nous pouvons avancer sans crainte d'être taxé d'exagération qu'une bonne moitié de la tribu tahitienne est actuellement sous le coup de l'infection spécifique, sans en excepter la famille royale* ». Il parle de la syphilis, le fléau de la colonie, dont la fréquence nécessite la construction d'un dispensaire dans l'enceinte de l'hôpital.
La dépopulation de l'île qui serait passée de 25 000 habitants à l'arrivée des Européens à 7 000 à l'arrivée de Prat est en partie due à la syphilis : *« C'est la syphilis qui a pris la plus large part dans la détérioration de ce peuple, jadis cité comme l'un des plus sains et des plus robustes du Pacifique ». « Les excès vénériens, source profonde de débilitation, d'adynamie, d'épuisement, ne peuvent être inévitables au milieu d'une tribu où la prostitution se rencontre à peu près dans toutes les cases. Nous appelons cela prostitution, attendu qu'aujourd'hui à Taïti*[128]*, il n'y a plus cette simple licence des mœurs, autrefois naturelle, dont ont tant parlé les anciens circumnavigateurs ».*
Prat parle des épidémies : la colique sèche qui n'existe que chez les marins embarqués et dont il ne connaît pas la cause ; la dengue[129] qui a frappé de 1854 à 1857 la population européenne, plus particulièrement les nouveaux arrivants ; la rougeole en 1854 qui a atteint dans une population non immunisée aussi bien les enfants que les adultes et qui a exterminé dix pour cent des Tahitiens. Ce n'est qu'en 1879 que l'ilot Motu-Uta deviendra un lazaret provisoire, puis en 1899 un lazaret définitif, vu l'épidémie de « peste de Chine » qui a atteint Sydney en 1899 et a inquiété au plus haut point les autorités.
Etienne Prat traite de l'éléphantiasis des Arabes qui ne frappe que les indigènes déjà avancés en âge ; de la phtisie (tuberculose) qui est surtout abdominale, ce qui la différencie de celle qui frappe les Européens, qui est toujours thoracique ; de la lèpre qui aurait été apportée par les Chinois.

Il fit paraître dans la *Revue Coloniale* « *Ouragan à Taïti* » en 1856, puis « *Météorologie de l'île de Tahiti d'après les observations recueillies en 1854, 1855 et 1856* ». À son retour en métropole, Etienne Prat soutint, le 14 février 1859, sa thèse de doctorat en médecine à Montpellier sur le sujet : « *Considérations pratiques sur quelques cas*

[128] Tahiti est orthographié *Taïti.*
[129] Prat fait une description de l'épidémie qui est très évocatrice d'une épidémie de dengue, dont la définition ne s'imposera qu'en 1866.

chirurgicaux qui se sont présentés à nous durant notre séjour à Taïti (Océanie) en qualité de Chef du service de Santé ». Il fut ensuite affecté sur la frégate *Impératrice Eugénie* où éclata à bord en octobre-novembre 1859 une épidémie de variole[130]. Il démissionna le 21 mars 1860.

Il fut nommé, le 16 janvier 1873, conservateur du musée de l'École de médecine navale de Toulon, fonction qu'il a exercée jusqu'en 1896. Il était considéré comme un naturaliste très compétent, assurant un enseignement pratique auprès des élèves en histoire naturelle. Il a laissé un ouvrage sur « *La Seyne et son épidémie de choléra en 1865* » édité à Toulon en 1866 et une « *Topographie médicale de l'île de Taïti (Océanie)*[131]. *Considérations générales sur les affections dominantes principalement envisagées au double point de vue étiologique et thérapeutique. Relations sommaires sur quelques cas chirurgicaux, avec déductions pathologiques* » parue à Toulon en 1869.

Etienne Prat est décédé à Toulon le 29 janvier 1897.

---

[130] La variole a été évoquée dans les annexes de l'ouvrage *La France et ses médecins aux Amériques du XVIe au XIXe siècle*. Éditions L'Harmattan, Aubry P, Gaüzère B-A.

[131] Eichin D. Topographie médicale de l'ile de Taïti par le Dr Etienne Prat, chirurgien major à Tahiti (1853-1847). *Bulletin de la Société des Études Océaniennes (Polynésie orientale).* N°353/354 – Janvier/août 2021, pp. 88-117.

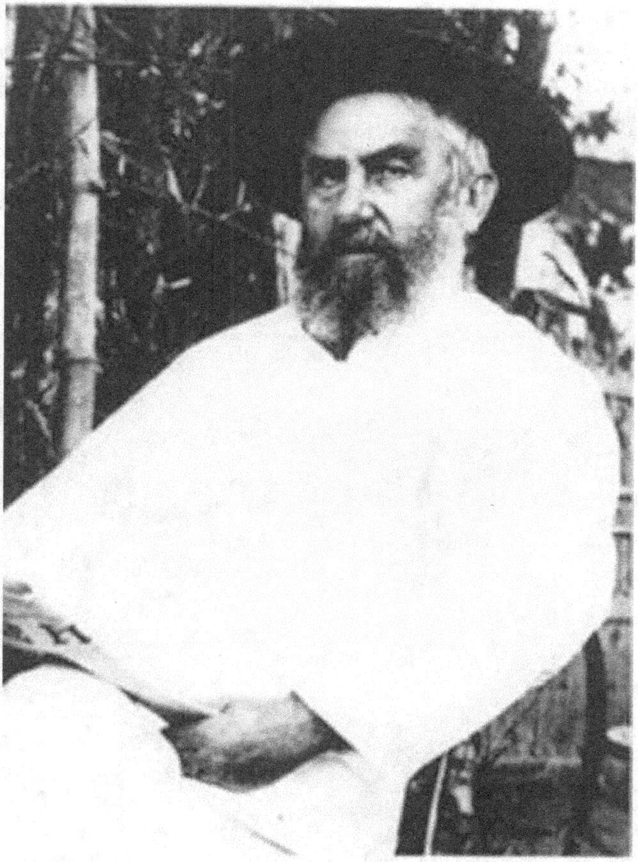

Figure 20 - François Cardella.

François Cardella[132] [133] (1838-1917)

Né le 27 août 1838 à Bastia, il fut élève de l'École de médecine navale de Rochefort d'où il sortit chirurgien de 3e classe en 1860. En 1864, il était en poste au Sénégal, chirurgien-major de l'aviso à vapeur *Grand Bassam* et contracta une fièvre bilieuse qui nécessita son rapatriement. En 1865, il fut désigné pour Tahiti qu'il rejoignit à bord de la corvette *Néréide* en passant à La Réunion et en Nouvelle-Calédonie. Il arriva à Papeete le 14 février 1866 et fut affecté sur le navire stationnaire

[132] Brisou B, Sardet M. Dictionnaire des médecins, chirurgiens et pharmaciens de la Marine. *Op.cit.* p. 157.
[133] Louis F. Devoirs de Mémoire. *Op.cit.* p. 94.

Euryale le 27 février. Il fit d'abord un long séjour à l'hôpital avant de prendre son poste de chirurgien-major sur le navire stationnaire.
Le 30 janvier 1869, il démissionna et s'installa à Papeete. Il devient conseiller du roi Pomaré V qui signa le rattachement définitif de Tahiti à La France en 1880. Il fut président du conseil général de 1886 à 1903, maire de Papeete de 1890 à 1917. Il mourut à Papeete le 6 juillet 1917. L'une des cliniques et l'une des rues de Papeete portent son nom.

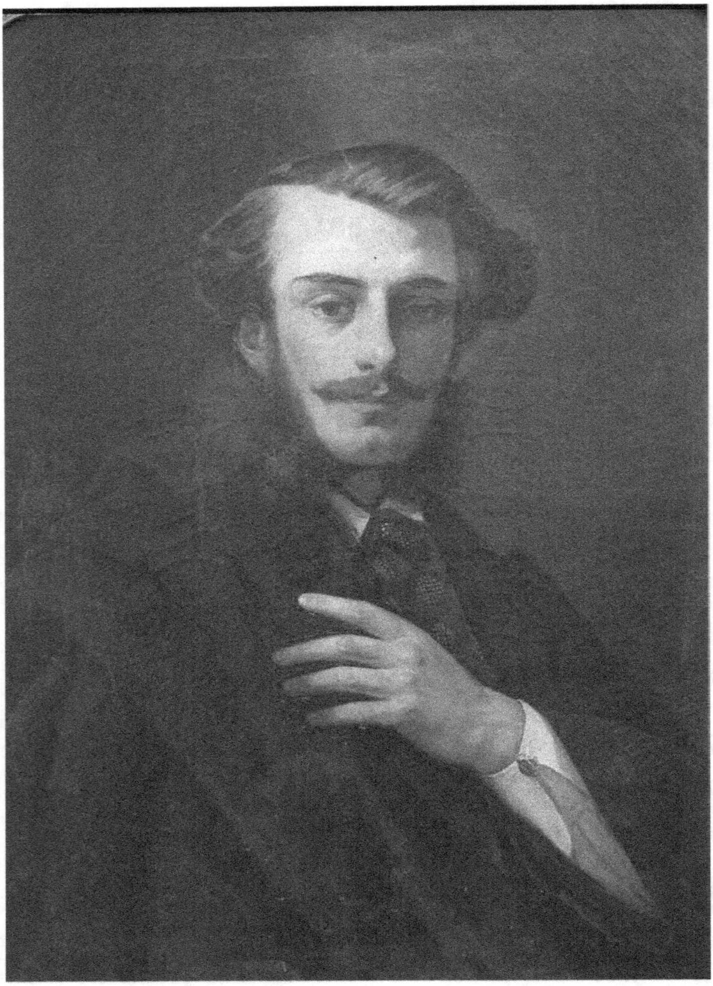

Figure 21 - Louis Gustave Viaud.

Louis Gustave Viaud[134] [135] (1836-1865)

Il est né le 25 avril 1836 à Rochefort. Son frère Julien, né en 1850, est devenu un écrivain célèbre sous le pseudonyme de Pierre Loti. Gustave Viaud a été admis à l'École de médecine navale de Rochefort le 29 décembre 1854. Chirurgien de 3e classe le 16 mai 1858, il fut désigné pour l'Océanie et s'embarqua à Bordeaux le 26 octobre sur la *Victorine*. Il passa ensuite sur l'*Infernal* le 18 février 1859, puis sur l'*Infatigable* le 5 mars. Il arriva à Tahiti le 11 juin 1859 pour être affecté à l'hôpital de Papeete. Artiste, rêveur et romantique, Gustave Viaud succomba bientôt au charme des Tahitiennes et en particulier à celui de la vahiné Tarahu rencontrée lors d'un bal chez la reine Pomaré. Il fut aussi le premier photographe de Tahiti et il rapporta de son séjour de nombreux clichés. Distrait par la vie facile, il s'attira des remarques peu amènes du chef du service de santé. Il demanda son remplacement un an à l'avance, mais fut obligé d'attendre la fin du temps réglementaire le 5 juin 1862.

Il quitta Tahiti entre une attaque de rhumatisme et une crise de coliques. « *Pendant trois jours et trois nuits, je ne pus trouver aucun moment de repos ; je me roulais partout en criant comme fou... La colique calmée, je me retrouvai de nouveau avec mes douleurs rhumatismales qu'elle m'avait fait oublier, au point que, ne souffrant plus du ventre et ne pouvant plus remuer mes membres sans crier, je m'étonnai beaucoup d'avoir pu me livrer si longtemps à tant de cabrioles furibondes...* » Le jour du départ, il fut transporté à bord de la *Dorade* en chaise à porteurs et guérit après quinze jours de mer. La *Dorade* arriva à Rochefort le 16 septembre 1862.

Le 6 décembre, il rallia Toulon et embarqua sur la *Seine* à destination de la Cochinchine. En mai 1863, il fut affecté à l'île de Poulo-Condor au large du cap Saint-Jacques, un pénitencier de sinistre mémoire situé dans un environnement particulièrement hostile. Viaud prodigua les soins à la garnison, à la population, aux prisonniers. Il fut confronté au paludisme, aux dysenteries... Le commandant du poste décéda de dysenterie et Gustave Viaud prit alors le commandement. En mai-juin,

[134] Brisou B, Sardet M. Dictionnaire des médecins, chirurgiens et pharmaciens de la Marine. *Op.cit.* pp. 803-805.
[135] Louis F. Devoirs de Mémoire. *Op.cit.* pp. 159-160.

une épidémie de choléra fit de nombreuses victimes. Atteint à son tour de dysenterie, Viaud fut transporté à Saigon et évacué sanitaire le 3 mars sur l'*Alphé*. Il décéda à bord le 10 mars 1865 et fut immergé au sud-ouest de Colombo, près d'une chaîne montagneuse qui porte depuis 1993 le nom de *Viaud Ridge*[136].

Le médecin principal, Marie Jules Elie Lalluyeaux d'Ormay (1824-1878), chef du service de santé de la Cochinchine, a écrit : « *Ce jeune chirurgien rend les meilleurs services, il est chargé de l'ambulance de l'île de Poulo-Condor : les travaux qu'il a déjà faits confirment la bonne opinion que j'ai de lui* ». Gustave Viaud avait bien changé depuis Tahiti !

Il avait rédigé un article sur l'île de Poulo-Condor, paru dans les *Archives de Médecine Navale* en 1864[137].

---

136 Taboulet G., Demariaux J-C. *La vie dramatique de Gustave Viaud.* Les éditions du Scorpion, Paris, 1961, 288 p.

137 Viaud L. L'île de Poulo-Condor. Topographie médicale et rapport sur la situation présente. *Archives de médecine navale*, 1864, n°1, pp. 80-88.

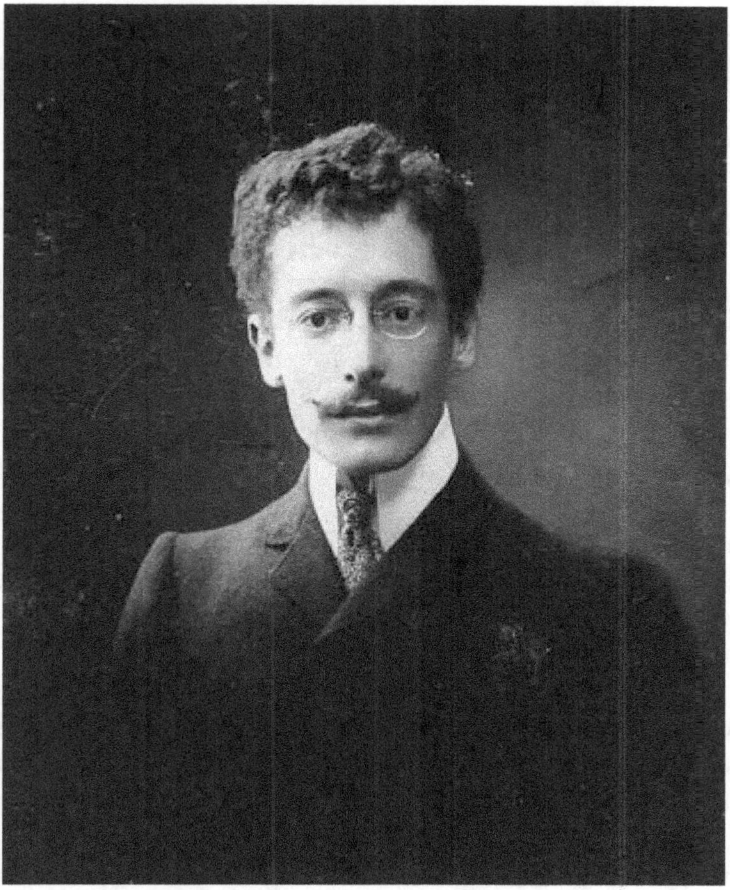

Figure 22 - Victor Joseph Ambroise Désiré Segalen.

Victor Joseph Ambroise Désiré Segalen[138] [139] (1878-1919) : médecin de Marine, romancier, poète, ethnographe, sinologue et archéologue.

Né à Brest le 14 janvier 1878, il a étudié chez les Jésuites, au collège Notre-Dame-du-Bon-Secours[140] à Brest, puis au collège catholique de Lesneven. Il commença ses études de médecine à Rennes en 1895 puis fut admis en 1896 à l'École annexe de médecine navale de Brest, pour préparer le concours d'entrée à l'École de Santé Navale de Bordeaux

[138] Brisou B, Sardet M. Dictionnaire des médecins, chirurgiens et pharmaciens de la Marine. *Op.cit.* pp. 734-736.

[139] Louis F. Devoirs de Mémoire. *Op.cit.* pp. 243-245.

[140] L'un des auteurs de ce livre a effectué une partie de ses études secondaires dans ce collège.

qu'il réussit en 1898. Il rêvait d'être officier de Marine, mais sa myopie lui a barré le métier des armes. Il fut donc médecin de Marine. Il s'intéressa pendant ses études aux maladies nerveuses, en particulier aux états neurasthéniques, dont il souffrait. Il soutint sa thèse le 29 janvier 1902 sur : « *L'Observation médicale chez les écrivains naturalistes* » qui traite des névroses dans la littérature contemporaine. Il publia sa thèse chez l'éditeur bordelais Cadoret sous le titre « *Cliniciens ès-lettres* ». Une partie de cette thèse a été publiée grâce à l'appui de l'écrivain Rémy de Gourmont (1858-1915), au *Mercure de France,* sous le titre : *« Les synesthésies et l'École symboliste »*.
Il reçut sa première affectation pour Tahiti et partit sur la *Durance* le 11 octobre 1902 via New York et San Francisco. Mais, atteint d'une fièvre typhoïde, il fut hospitalisé à San Francisco et ne rejoignit Tahiti que le 3 janvier 1903.
Il participa aux tournées de la *Durance* qui allait d'île en île porter secours aux populations, en particulier des îles Tuamotu victimes d'un cyclone.
Il apprit que le peintre Paul Gauguin (1848-1903) était mort à Hiva-Oa aux Marquises le 8 mai 1803. La *Durance* s'y rendit et chargea des caisses entreposées dans le faré de Gauguin. En septembre, à la vente aux enchères, Victor Segalen acheta sept toiles sur les dix proposées et la palette de Paul Gauguin.

Segalen quitta Tahiti le 1er septembre 1904. Il fallut six mois de navigation pour le retour en France, dont deux mois à Ceylan pour une avarie de machine de *la Durance* qui aborda Djibouti le 6 janvier 1905. Segalen interrogea à Djibouti les témoins de la vie du poète Arthur Rimbaud (1854-1891) qui avait vécu dans la région plus de 10 ans. De retour à Toulon[141] le 21 février 1905, il fut affecté à l'École des mousses, ce qui lui laissait des loisirs pour se rendre à Paris où il fréquenta le compositeur Claude Debussy (1862-1918). Il fit paraître en septembre 1907 au *Mercure de France*, son premier livre, *Les Immémoriaux*, où il évoque sa rencontre avec le monde maori[142]. Nous retrouverons Victor Segalen en Chine de 1909 à 1918.

[141] Gisserot D. Victor Segalen à Toulon. *Bulletin de l'Association Amicale Santé Navale et d'Outre-Mer* 2011, 121, 46.
[142] Gisserot D. Victor Segalen, médecin de la marine, poète et visionnaire du « Dedans ». *Bulletin de l'Association Amicale Santé Navale et d'Outre-Mer* 2006 ; 86 : 37-40 et 2007 ; 87 : 39-41.

À son retour à Marseille en mars 1918, il était gravement dépressif et fut hospitalisé au Val-de-Grâce à Paris. Il fut retrouvé mort dans la forêt d'Huelgoat le 23 mai 1919 où il était parti se promener revêtu de son uniforme. La thèse du suicide a été retenue.

Son nom a été donné à la promotion 1977 de l'École de Santé navale de Bordeaux. L'université[143] « Bordeaux 2 » s'est appelée Victor Segalen jusqu'en 2010, date à laquelle le conseil d'administration de la Faculté de médecine a « retiré » ce nom illustre, ce qui a coïncidé avec la fermeture de l'École de Santé Navale en 2011.

143 Meriaux J. Université Victor Segalen – Bordeaux 2. *Association amicale Santé Navale et d'Outre-Mer* 1996 ; 76, 32-33.

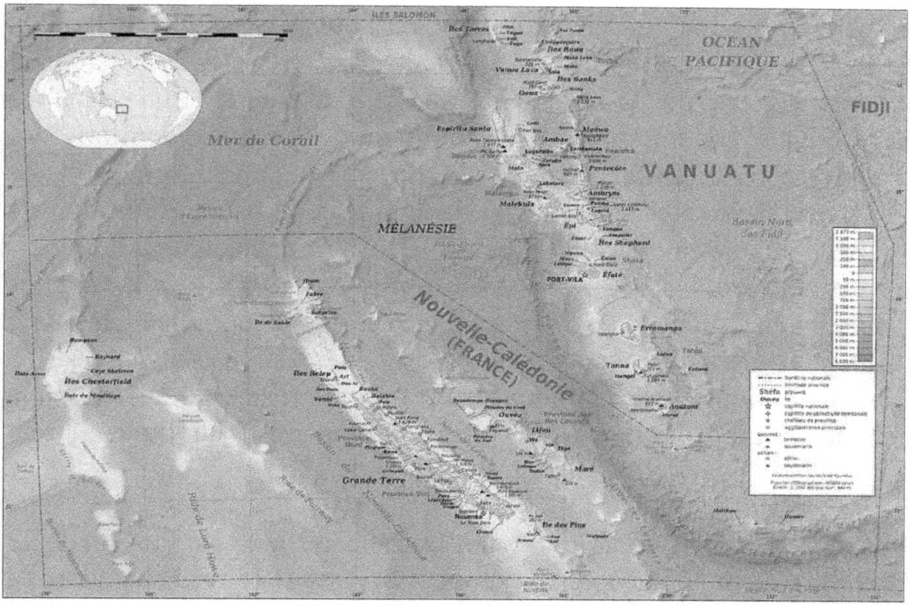

Figure 23 - Carte de la Nouvelle-Calédonie.

Le 4 septembre 1774, James Cook aperçut, lors de son second voyage, une terre jusque-là inconnue qu'il baptisa *New Caledonia*[144], l'aspect des côtes lui rappelant celles de l'Écosse, dont sa famille paternelle était originaire. Il eut des contacts le 5 septembre avec les populations autochtones, les Mélanésiens - appelés Canaques ou Kanaks - à Balade, une rade située à l'extrême nord-est de la Nouvelle-Calédonie, puis le 26 septembre à l'île des Pins.

Parti en 1791 à la demande de Louis XVI pour retrouver La Pérouse, Antoine Bruny d'Entrecasteaux a reconnu la côte ouest de la Nouvelle-Calédonie en 1792 et se serait arrêté aux îles Loyauté (Ouvéa, Lifou, Mare), à l'est de la Grande Terre.

De fait, on attribue la découverte de la Nouvelle-Calédonie (la Grande Terre) et des îles Loyauté à Jules Dumont d'Urville qui en assura

[144] *Caledonia* est l'ancien nom latin de l'Écosse.

l'exploration en 1827 à bord de l'*Astrolabe* et fut le premier à les situer précisément sur une carte[145,146].

C'est en avril 1840 qu'arrivèrent les missionnaires britanniques de la LMS. Ils débarquèrent en 1841 à l'île des Pins et en 1842 au sud de la Grande Terre, d'où ils furent chassés. Ils s'installèrent alors dans les îles Loyauté. Les missionnaires catholiques de la Société de Marie (les maristes) arrivèrent à Balade le 21 décembre 1843. Ils avaient été transportés sur la gabare *Bucéphale* commandée par le lieutenant de vaisseau Julien Laferrière (1806-1880) qui prit contact avec des chefs locaux pour « *placer l'île sous la suzeraineté du roi des Français* ». Les Kanaks attaquèrent la mission catholique de Balade en juillet 1847, l'obligeant à s'implanter à l'île des Pins. L'île des Pins servit de base à l'évangélisation de la Grande Terre et les maristes purent revenir à Balade en 1851. Dès lors, seuls les missionnaires catholiques purent s'installer en Nouvelle-Calédonie, à partir de 1853.

Mis à part les missionnaires anglais et français, la Nouvelle-Calédonie était libre de toute occupation européenne. Dès 1810, des chasseurs de baleines fréquentaient la zone et en 1841, avait débuté pour une dizaine d'années un commerce de bois de santal tenu par les Australiens qui édifièrent des comptoirs à l'île des Pins et à l'île Nou où se pratiquait le troc en échange de bois de santal et d'holothuries.

La France souhaitait renforcer sa présence dans le Pacifique. Profitant de sa bonne entente avec l'Angleterre contre la Russie, prélude à la guerre de Crimée[147], la France envoya depuis Tahiti, le contre-amiral Auguste Febvrier-Despointes (1796-1855) avec le *Phoque* et le *Prony*. L'amiral proclama la Nouvelle-Calédonie et dépendances, colonie française le 24 septembre 1853 à Balade.

Le 9 janvier 1854, la corvette *La Constantine*, commandée par le capitaine de vaisseau Louis Marie François Tardy de Montravel (1811-1864), arriva à Balade et confirma la prise de possession de la Nouvelle-

---

[145] Person Y. La Nouvelle-Calédonie et l'Europe : de la découverte à la fondation de Nouméa (1774-1854). *Revue d'histoire d'Outre-Mers* 1953 ; 138 : 5-215.

[146] O'Reilly P. Calédoniens : répertoire bio-bibliographique de la Nouvelle-Calédonie. *Société des Océanistes*, 1953., IX, 307 p.

[147] La guerre de Crimée a opposé de 1853 à 1856 l'Empire russe à une coalition formée de l'Empire ottoman, de la France, du Royaume-Uni et du royaume de Sardaigne.

Calédonie par la France. Tardy de Montravel signa plusieurs traités avec des chefs kanaks. Il choisit le site de Fort-de-France au sud-ouest de la Grande Terre où il installa une garnison. Ce site deviendra le 2 juin 1866 la ville de Nouméa. En 1855, arrivèrent des troupes pour maintenir la présence française. En 1859, des colons vinrent s'installer et les Kanaks furent « obligés » d'abandonner leurs terres. À partir de 1860, la Nouvelle-Calédonie fut détachée des Établissements français de l'Océanie, érigée en colonie et dirigée par un gouverneur. Le premier gouverneur Charles Guillain (1808-1875), capitaine de vaisseau, arriva en 1862, institua le statut de l'indigénat et créa en 1867 la tribu indigène ou chefferie.

Face au surpeuplement de ses prisons, la France cherchait à fonder loin de la métropole une colonie pénitentiaire. Le bagne de Nouvelle-Calédonie fut créé en 1865 et resta en activité jusqu'en 1924. Il existait plusieurs types de condamnés : les « transportés » ou forçats condamnés de droit commun ; les « déportés » condamnés politiques dont les « communards » ayant participé de la Commune de Paris en 1871, les Kabyles qui s'étaient rebellés en 1871 contre la présence française en Algérie et les « relégués » ou récidivistes. La France renforça la présence des Européens en amenant en Nouvelle-Calédonie, entre 1870 et 1895, des femmes condamnées par la justice, pour se marier avec les libérés du bagne devenus colons, entraînant ainsi l'installation durable de la population européenne sur la Grande Terre.

Dès 1864, la colonisation de peuplement et la politique foncière qui en découla déclenchèrent des révoltes de la population Kanak[148]. La révolte du 24 juin 1878 fut l'une des plus sanglantes. Le capitaine de frégate Henri Roland Rivière (1827-1883) vit le 25 juin 1878, alors qu'il atteignait à bord du *Vire* le rivage près de l'embouchure de la rivière La Foa sur la côte ouest, une briqueterie en feu, puis une colonne de colons fuyant les habitations. Ils avaient été assaillis par les Kanaks qui avaient tué une centaine d'hommes, femmes et enfants. Le commandant militaire de la colonie, le colonel François Gally-Passebosc (1836-1878) débarqua avec une compagnie d'infanterie de marine et fut tué dans une embuscade. Le lieutenant de vaisseau Jules

---

[148] O'Reilly P. Chronologie de la Nouvelle-Calédonie. De la découverte de l'île au cinquantenaire de la prise de possession (1774-1903). *Journal de la Société des Océanistes* 1953 ; 9 :25-53.

Servan (1847-1906) réussit à convaincre les chefs de Canala, une tribu sur la côte Est, de ne pas se joindre aux révoltés et de rejoindre les Français. Après une guerre d'embuscades et de guérilla, soldats français, guerriers de Canala, mais aussi corps-francs broussards (déportés et transportés) et Kabyles s'engagèrent le 1er septembre 1878 dans la vallée de La Foa et obtinrent la reddition des tribus kanaks. La révolte avait causé environ 1 200 morts, dont 200 Européens. L'enquête officielle publiée en février 1879 reconnut que la principale cause de la révolte était la confiscation des terres des Kanaks « sans retenue et à grande échelle », par les Français.

Puis, la fondation de la Société du nickel en 1876 par John Higginson (1839-1904), un Irlandais naturalisé français, attira des investisseurs français et étrangers, et le recrutement de travailleurs de la Réunion, des Nouvelles-Hébrides, du Japon, d'Indochine et de Java, travailleurs engagés sous contrat. Ce fut le début de l'essor de la colonie[149].

En 1894, le gouverneur Paul Feuillet (1857-1903) favorisa la venue de 300 familles de métropole qui se virent attribuer une concession de 10 à 25 hectares. À partir de décembre, il fut mis un terme à l'envoi de transportés ou de relégués en Nouvelle-Calédonie.

« Dépendances » de la Nouvelle-Calédonie, les îles Loyauté étaient un point de relâche pour les baleiniers. Elles étaient aussi un lieu de refuge pour des naufragés et des aventuriers, essentiellement britanniques qui s'y implantèrent et se mêlèrent aux Kanaks. Elles furent l'enjeu de violentes rivalités entre les missionnaires de la LMS et les maristes. La LMS s'installa à Maré et à Lifou en 1845, à Ouvéa en 1856 ; les maristes à Ouvéa en 1857, à Lifou en 1858 et à Maré en 1866. En 1864, le gouverneur Charles Guillain fut contraint d'envoyer des militaires à Lifou pour contrer le pasteur Samuel Mac Farlane (1837-1911), venu d'Australie, un agitateur anti-français, qui fut renvoyé en 1871.
Il n'y pas eu de colonisation de peuplement aux îles Loyauté, d'où une préservation du mode vie et des pratiques sociales traditionnelles.

Des médecins de marine passèrent en Nouvelle-Calédonie et certains s'y installèrent définitivement.

---

149 Teyssier J. Histoire de la Nouvelle Calédonie. *Bulletin de l'Association Santé Navale et d'Outre-Mer* 2013 ; 125 : 44-49.

Jean Anselme Lallemand[150] [151] (1815-1862)

Né le 31 août 1815 à Tonnay-Boutonne en Charente-Inférieure, il était chirurgien de 3e classe le 25 décembre 1836. Il fut embarqué d'août 1837 à août 1847 sur plusieurs bâtiments de la Marine nationale. Il fut débarqué en juillet 1844 de la *Charte*, en conflit avec le commandant, mais cet « incident » n'eut guère de conséquence notable sur sa carrière. À l'issue de ses 10 ans d'embarquement, il fut affecté à l'hôpital maritime de Rochefort. Il se trouvait en Guyane, à l'hôpital de Cayenne, quand éclata en 1851, une épidémie de fièvre jaune. Il fut embarqué d'octobre 1852 à février 1857 comme chirurgien-major sur la corvette *Constantine*, commandée par le capitaine de vaisseau Louis-François-Marie Tardy de Montravel (1811-1864), qui arriva en Nouvelle-Calédonie. Une épidémie de fièvre jaune survint à bord dès le départ de Rio-de-Janeiro, en route vers l'île de la Réunion, en mai 1853, qui n'entraîna pas de décès.

La *Constantine* quitta la Nouvelle-Calédonie en octobre 1854 pour rallier l'escadre de Chine et après avoir croisé le long des côtes de Sibérie et en mer d'Okhotsk, rentra à Rochefort en octobre 1856 après une campagne de plus de quatre ans.

Anselme Lallemand fut placé en non-activité pour infirmité temporaire le 6 janvier 1859. Il soutint sa thèse de doctorat en médecine à Montpellier le 16 août 1859 sur : « *Relation médicale de la campagne de la corvette la Constantine dans les mers de l'Indochine et du Japon et dans l'océan Pacifique pendant les années 1853, 1855 et 1856* ». Il y décrit la Nouvelle-Calédonie comme un pays excessivement sain. Admis à la retraite le 17 février 1862, il s'éteignit peu après. Son nom a été donné à une anse et à une pointe de l'île Nou.

[150] Brisou B, Sardet M. Dictionnaire des médecins, chirurgiens et pharmaciens de la Marine. *Op.cit.* p. 455.
[151] Louis F. Devoirs de Mémoire. *Op.cit.* p. 130.

Eugène Vieillard[152] [153] (1819-1896)

Né le 15 décembre 1819 à Perriers dans la Manche, il était chirurgien de 3e classe le 22 avril 1854. En mai 1854, le Muséum d'histoire naturelle qui l'appréciait pour ses compétences en botanique, suggéra à la Marine de l'envoyer en Nouvelle-Calédonie pour y effectuer des recherches en histoire naturelle. Il débarqua de la corvette la *Prévoyante* à Nouméa au début de 1855 et servit à l'Hôpital de Nouméa.

Il va associer son nom à celui d'Émile Deplanche (1824-1875), un autre chirurgien de la marine arrivé en Nouvelle-Calédonie en 1858, entomologiste et botaniste qui a étudié la faune et la flore de Guyane et de Nouvelle-Calédonie, où il a constitué d'importantes collections de plantes et d'oiseaux. Tous deux explorèrent l'île pour le compte de la commission chargée, au mois de mai 1858, d'explorer les ressources de la Nouvelle-Calédonie. Ils visitèrent en juillet 1859 la région sud de la Grande-Terre, entre le Mont-Dore et Yaté. Ils y étudièrent la faune et la flore locales en s'intéressant aussi aux mœurs indigènes.
En 1860, alors qu'il était affecté à Balade, Vieillard reçut avec le jardinier-botaniste Plancher, directeur du jardin d'acclimatation de Nouméa, une médaille d'argent pour leurs herbiers des plantes de la colonie présentés au Concours général d'agriculture à Paris. En septembre 1862, Vieillard et Deplanche reçurent un témoignage de satisfaction du ministre de la Marine pour avoir les premiers, signalé les ressources naturelles de la Nouvelle-Calédonie.

Après un congé en France, Vieillard regagna la Nouvelle-Calédonie en 1862 en passant par le Cap, la Réunion et Sydney. Cette même année, il reçut avec Plancher une médaille pour leurs bois et herbiers à l'Exposition internationale de Londres. En août 1863, Vieillard, Deplanche et Plancher furent chargés de collecter des spécimens d'histoire naturelle pour l'Exposition coloniale de Paris de 1867.
En avril 1864, Vieillard fut affecté au poste de Wagap sur la côte est de l'île, près de Poindimié. En compagnie de Jules Garnier (1839-1904)[154],

[152] Brisou B, Sardet M. Dictionnaire des médecins, chirurgiens et pharmaciens de la Marine. *Op.cit.* pp. 805-806 et 260.

[153] Sardet M. *Naturalistes et explorateurs du Service de santé de la marine au XIXe siècle*. Pharmathèmes, 2007.

[154] C'est Jules Garnier, chef du service des mines de Nouvelle-Calédonie, qui découvrit en 1866 le minerai de nickel.

un ingénieur, envoyé en Nouvelle-Calédonie en 1863 comme chef du service des mines, il remonta la rivière Tiwaka jusqu'au village de Pombeï et rapporta de cette expédition de nombreux échantillons botaniques et géologiques.

Au cours de ces deux séjours en Nouvelle-Calédonie, de 1855 à 1860, et de 1863 à 1868, Vieillard devint le spécialiste de la flore calédonienne, reconnu en France et à l'étranger comme un naturaliste distingué dans le domaine des sciences naturelles de l'île. Il publia de nombreux articles dans différentes revues, dont les *Annales des Sciences naturelles*. Il rédigea, avec Deplanche, un *Essai sur la Nouvelle-Calédonie* paru en 1863.
Épuisé par ses nombreuses explorations, Vieillard fut rapatrié en 1868 pour raison de santé. Rendu à la vie civile et nommé directeur du jardin des plantes de Caen, il décéda le 7 novembre 1896.

Jacques Eugène Chaleix [155] [156] [157] (1830-1864)

Jean-Anselme Lallemand eut pour adjoint Jacques Eugène Chaleix (1830-1864), un jeune chirurgien né le 21 juin 1830 à Rochefort, entré à l'École de médecine navale le 10 mai 1848 et nommé chirurgien de 3e classe le 7 juin 1852.
Chaleix fut affecté sur la corvette *Constantine*, commandée par Tardy de Montravel, de septembre 1852 à octobre 1856. Chaleix contresigna trois actes de reconnaissance de souveraineté de la France à Pouébo, à Hienghène et à Fort-de-France. À ce titre, il fut honoré, l'établissement de la Marine à Nouméa portant le nom de Pointe Chaleix.
À son retour en France, il fut embarqué à bord de l'aviso à vapeur *Australe* en 1857, puis en novembre 1858 sur la *Marne* comme chirurgien-major. La *Marne* appareilla pour l'Indochine, livra bataille le 18 avril 1859 dans la rivière de Saigon, patrouilla dans toute la région et toucha Manille
Chaleix présentait une affection nerveuse grave qui nécessita son débarquement de la *Marne* le 4 décembre 1869 et son rapatriement. Il fut affecté à Rochefort et se rendit à Montpellier en 1862 pour préparer

155 de Geyer D. Jacques-Eugène Chaleix (1830-1864). *Bulletin de l'Association amicale Santé Navale et d'Outre-Mer* 1994 ; 86 : 57-61
156 Brisou B, Sardet M. Dictionnaire des médecins, chirurgiens et pharmaciens de la Marine. *Op.cit.* p. 167
157 Louis F. Devoirs de Mémoire. *Op.cit.* pp. 138-139.

sa thèse de doctorat en médecine, mais son état de santé s'aggrava et il fut hospitalisé en juillet 1863 à Montpellier. Il décéda le 17 juin 1864 à La Rochelle à l'âge de trente-quatre ans.

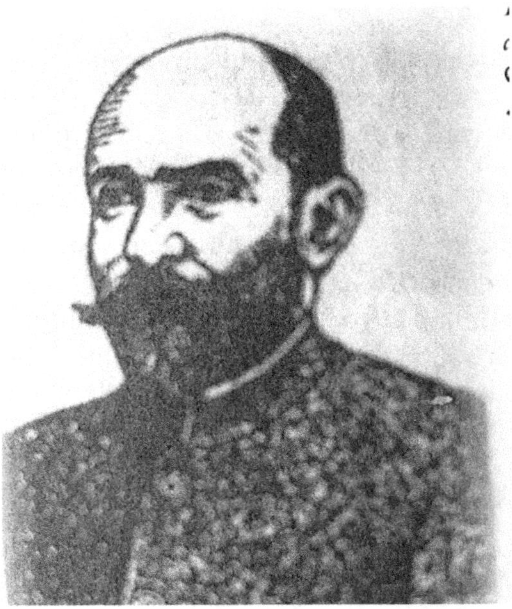

Figure 24 - Yves Le Scour.

Yves Le Scour [158] [159] [160] (1863-1933)

Né le 31 décembre 1863 à Morlaix, il était aide-médecin le 7 novembre 1885 et médecin de 2e classe le 26 mars 1888. Il effectua une campagne à Madagascar avant de soutenir sa thèse de doctorat en médecine à Montpellier le 9 mars 1888 avec pour sujet : « *Relation d'une épidémie de dysenterie nostras observée à Toulon en 1887* ». Il débarqua en Nouvelle-Calédonie en juin 1888 et fut affecté comme médecin-major au 12e RIMa jusqu'en octobre 1890.

Il démissionna de la Marine le 28 mars 1891 et devint le premier médecin civil installé en Nouvelle-Calédonie. L'histoire raconte qu'un

[158] Brisou B, Sardet M. Dictionnaire des médecins, chirurgiens et pharmaciens de la Marine. *Op.cit.* p. 514.

[159] Louis F. Devoirs de Mémoire. *Op.cit.* p. 95

[160] Sardet M. *Naturalistes et explorateurs du Service de santé de la marine au XIXe siècle*. Pharmathèmes, 2007.

père de famille, qui avait perdu un enfant quelque temps auparavant, avait appelé le Docteur Bonafy, le chef de Le Scour, pour un autre enfant malade. Bonafy ne venant pas, le père demanda au docteur Le Scour d'intervenir à la place de son chef. Le père insistant, Le Scour arriva et mit rapidement le petit malade hors de danger. Mais la vie au service devint intolérable pour Le Scour qui posa sa démission, refusée par le médecin-chef. Le gouverneur reçut une pétition de la population et accepta, pour raison d'urgence et en l'absence de médecin civil sur place, la démission de Le Scour. Celui-ci s'installa comme médecin civil à Nouméa et connut rapidement une grande notoriété due à ses talents d'accoucheur et de chirurgien.

En décembre 1899, il découvrit les premiers cas de peste et réclama d'urgence du sérum anti-pesteux à Sydney. Il fut confronté en 1905 à une nouvelle épidémie de peste, employa le sérum anti-pesteux et n'enregistra que dix-sept décès sur quarante-six cas déclarés. Il rapporta ses observations à l'Institut Pasteur de Paris lors d'un séjour en France en 1906-1908. Il affronta une dernière épidémie de peste en 1912.

De retour de son congé en France, il ouvrit une clinique à Nouméa et fut Conseiller privé de la Nouvelle-Calédonie, puis rentra définitivement en France en 1920 et s'installa à Paris.

Il décéda le 29 septembre 1933. À Nouméa, une rue porte son nom.

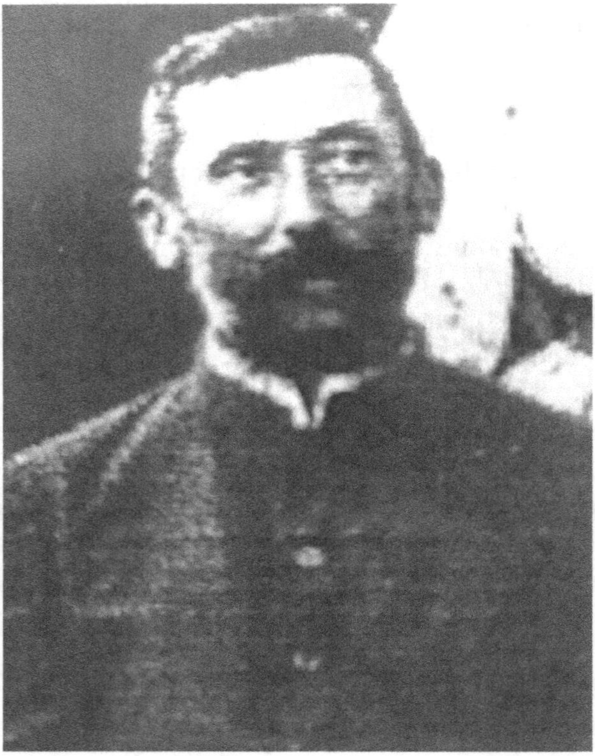

Figure 25 - Théophile Auguste Mialaret.

Théophile Auguste Mialaret[161] [162] (1856-1919)

Il naquit à Rochefort le 10 mai 1856 et entra à l'École de médecine navale en 1873 pour être nommé aide-médecin le 7 novembre 1876. Affecté à l'hôpital maritime de Brest, puis sur la frégate *Cornélie* de 1877 à 1878, il fut ensuite affecté à l'hôpital maritime de Rochefort jusqu'au 4 février 1881. Il embarqua sur le paquebot le *Tage* le 31 janvier 1881 à destination de la Nouvelle-Calédonie et débarqua à Nouméa le 24 mai après quatre mois de navigation. Il y avait à bord des soldats, des gendarmes, des surveillants du bagne et leurs familles, des forçats et des bœufs vivants parqués dans des cages sur le pont.

---

[161] Brisou B, Sardet M. Dictionnaire des médecins, chirurgiens et pharmaciens de la Marine. *Op.cit.* pp. 579-580.

[162] Louis F. Devoirs de Mémoire. *Op.cit.* pp. 138-139.

Il fut affecté à Païta, commune située sur la côte ouest de la Grande Terre, à la périphérie de Nouméa et resta en Nouvelle-Calédonie jusqu'au 31 juillet 1883. De retour en France, il fut en poste à Rochefort.

Le 25 décembre 1885, il embarqua sur la *Seudre*. Le 22 février 1886, pendant la guerre franco-malgache, la *Seudre* fut abordée en rade de Tamatave par le transport *Corrèze* au cours d'un cyclone. Il quitta la zone de guerre à bord du *Corrèze* et gagna la Nouvelle-Calédonie à bord de l'*Allier* pour reprendre son poste à Païta du 14 juin 1885 au 14 février 1887.

Il revint en France soutenir sa thèse de doctorat en médecine à Bordeaux le 12 mars 1888, puis fut de nouveau affecté en Nouvelle-Calédonie pour organiser l'hôpital du camp de la déportation de l'île des Pins, puis il fut nommé médecin-major du pénitencier de l'île Nou, jusqu'au 20 janvier 1891.

De retour en France, il fut affecté à Cherbourg, puis à Rochefort et reçut, le 3 septembre 1893, une quatrième affectation pour la Nouvelle-Calédonie où il resta jusqu'au 14 novembre 1895.
De retour en France, le 2 janvier 1896, il fut nommé médecin-chef du dépôt du corps des disciplinaires des colonies au château de l'île d'Oléron. Il posa sa démission et repartit à Païta. Élu membre du Conseil général en 1902, il en devint le président de 1904 à 1908 et de 1910 à 1913. Il organisa le service météorologique de la Nouvelle-Calédonie et reprit du service durant l'épidémie de peste de 1906. Il décéda à Païta le 11 février 1919.

Il a publié en 1897 : *« L'île des Pins, son passé, son présent, son avenir : colonisation et ressources agricoles »,* monographie honorée par la Société de géographie de Paris qui lui attribua la médaille *La Pérouse*. Une rue de Nouméa porte son nom.

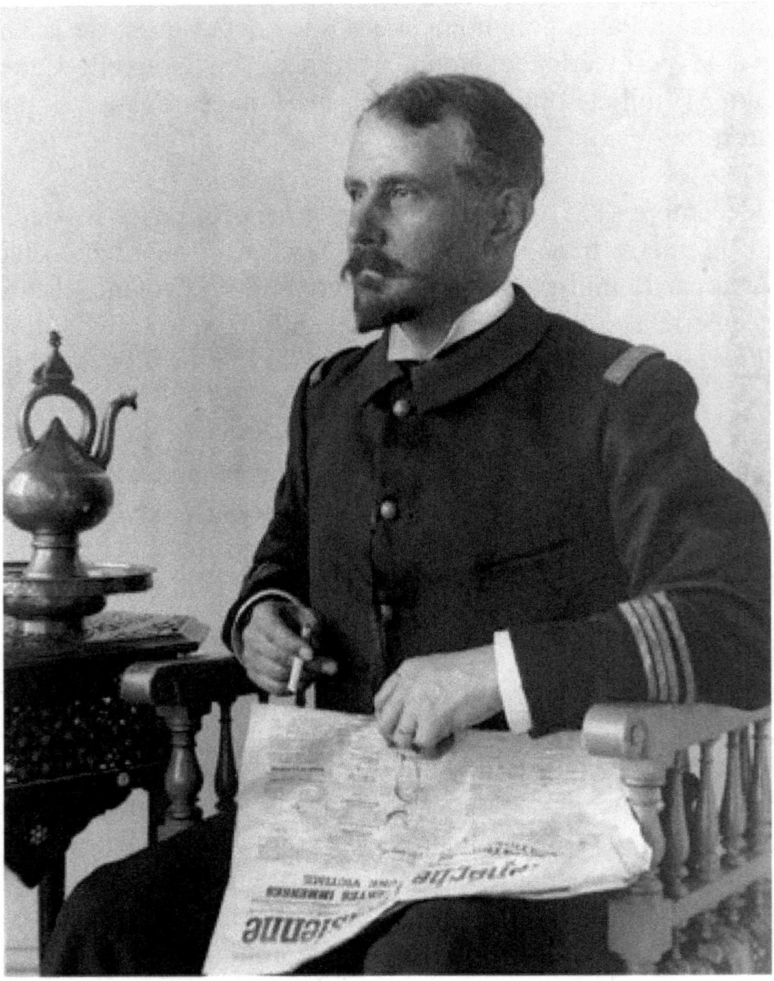

Figure 26 - Georges Dufour.

Georges Dufour[163] [164] (1858-1929), médecin, peintre et architecte.

Né à Étretat le 2 mai 1858, il passa sa jeunesse au Havre où il fut élève du lycée et de l'École des beaux-arts. Il avait deux passions : la mer et la peinture. Il ne put pas entrer à l'École navale à cause d'une déficience visuelle et décida d'être médecin de Marine, élève de l'École de médecine navale de Brest de 1877 à 1880.

[163] Dufour R. Marin, médecin, peintre, trois passions, un homme : Georges Dufour. *Bulletin de l'Association amicale Santé Navale et d'Outre-Mer* 2008, 88, 41-44.
[164] Louis F. Ceux du Pharo. *Op.cit.* pp. 222-224.

Aide-médecin, il fit une mission en Cochinchine en 1880-1881, puis revint à Brest pour y continuer ses études de médecine et fut nommé médecin de 2e classe le 3 novembre 1882.
Il embarqua le 20 décembre 1882 sur le paquebot *Sénégal* pour rallier Montevideo et la division navale de la Plata. Il y arriva le 15 janvier 1883 et fut nommé médecin-major de la canonnière *La Tactique*. Cette campagne en Amérique du Sud dura deux ans, pendant lesquels il découvrit l'Argentine et l'Uruguay.
Le 28 décembre 1884, Georges Dufour donna son sang à l'épouse du député de Montevideo, nommé Félix Martinez, qui se mourrait à la suite d'une hémorragie. Il dit « *Je m'offre à céder de mon sang ce qui est nécessaire, vous pouvez l'utiliser* ». Il sauva la malade et reçut l'expression d'une immense gratitude du député qui publia une lettre de remerciements, décrivant l'intervention, en première page des principaux journaux de la ville[165].
En janvier 1886, Georges Dufour fut rapatrié pour une « anémie coloniale ». Il soutint, le 30 juin 1886, sa thèse de docteur en médecine à la faculté de Paris sur « *De l'étiologie et de la nature du tétanos* ».

Le 25 août, il embarqua sur le *Sydney* pour la Nouvelle-Calédonie et fut affecté au poste de Païta où il rencontra Théophile Maliaret. Détaché au service de l'administration pénitentiaire, il devait assurer les visites médicales de plusieurs camps. Le camp central possédait une infirmerie « *où je peux expédier les malades que je désire avoir sous la main ; là, je fais une visite presque journalière parce que le camp est voisin de ma demeure. Je ne me plains pas de mes occupations médicales ; bien au contraire, je me flatte d'avoir de la besogne pour me laisser engourdir ni la main, ni l'esprit...* »
Il y resta deux ans et envoya à sa famille de nombreux dessins des paysages de l'île, décrivant Nouméa comme « *un trou de 5 000 habitants environ, bâti sur une sorte de presqu'île de la côte ouest et dont la rade est fermée par l'île Nou et la presqu'île Ducos. Les rues sont belles, mais les maisons affreuses ; on les appelle ici caisses à Vermouth converties en boîtes à sardine ; elles sont construites en bois et leur toiture est en tôle gondolée. Pas de mouvement dans les rues ;*

[165] La première transfusion de sang chez l'homme a été réalisée le 15 juin 1667, par Jean-Baptiste Denis (1635-1704) qui avait échangé environ 100 mL de sang du patient contre 300 mL de sang de mouton. En 1667, Denis avait transfusé quatre patients et connu le premier accident hémolytique transfusionnel. Au début du XIXe siècle, James Blundell (1790-1878) - un obstétricien anglais - a utilisé du sang humain.

beaucoup de condamnés, les ouvriers de la transportation, comme le pénitencier les appelle, en costume de toile grise et chapeau de paille, tous la figure rasée ; ils vont et viennent en toute liberté dans la ville et sont astreints seulement à se présenter régulièrement aux appels du soir. S'ils manquent 12 jours consécutifs, ils n'ont qu'une absence illégale et ne sont portés évadés que le 13e jour. Rarement, ils s'évadent, tellement ils sont heureux ; les Canaques les repèrent rapidement, car ils touchent une assez forte prime ; mais il arrive parfois que les sauvages malins arrangent une évasion avec les condamnés ; ceux-ci se laissent reprendre à un endroit convenu et partagent la prime avec le canaque ; c'est un moyen de se procurer de l'argent sans travailler ».

Il fut ensuite affecté au poste de médecin-chef du bagne des îles du Salut en Guyane. Il y arriva avec sa jeune épouse, Aline Merleau-Ponty, qu'il avait connue en Nouvelle-Calédonie où son père, Samuel Merleau dit Ponty (1835-1910), médecin de marine, était en poste[166]. Dufour débarqua à Cayenne le 30 avril 1889 et rejoignit l'île Royale le lendemain. Il profitait des moments de détente que lui laissait le service pour dessiner et peindre les îles du bagne : l'île Royale, l'île du Diable, l'île Joseph. Il peignit aussi les rues de Cayenne. Le 30 septembre 1890, il était de retour à Saint-Nazaire à bord de *l'Amérique.*

Affecté à l'hôpital maritime de Rochefort, il était chargé des cours d'obstétrique à l'École de médecine navale. Il assurait également des remplacements à l'École de Santé Navale de Bordeaux qui venait d'ouvrir. Il suivit les cours de microbiologie de l'Institut Pasteur en 1893 et en janvier 1894, il fut nommé, sur concours, répétiteur à l'École de Santé Navale. Il est noté par le directeur, le médecin-général Joseph Henri Bourru (1840-1914) : « *Professeur d'obstétrique et pathologie externe, nature d'artiste éminemment distinguée, Monsieur Dufour est un professeur clair, érudit autant qu'élégant dans ses démonstrations* ».

À la fin de l'année 1898, Georges Dufour fut nommé médecin major de la division navale de Tunisie, sous les ordres du contre-amiral Joseph Henri Merleau-Ponty (1849-1902). Chargé de l'étude de l'hôpital Sidi-

[166] L'un des enfants de Samuel, frère d'Aline, Jules Merleau-Ponty (1872-1956) a été médecin de marine.

Abdallah de Bizerte qui devait être construit à la nouvelle base navale établie afin de contrôler la navigation en Méditerranée, il fut l'architecte du nouvel hôpital. Marquée par l'éclatante blancheur du soleil de la Méditerranée, sa peinture devint étonnamment vivante.

Le décès brutal du contre-amiral Merleau-Ponty en août 1902 et la nomination de Camille Pelletan (1846-1909), adversaire de la politique coloniale de Jules Ferry (1832-1893), au ministère de la Marine, amenèrent Georges Dufour à démissionner le 3 août 1904. Il s'installa au Havre comme médecin civil, s'adonna aux sports nautiques et participa à de nombreuses régates. Il fut mobilisé en 1914 et affecté à l'hôpital maritime de Cherbourg, puis muté à l'hôpital auxiliaire 31 au Havre, où il reçut les fusiliers-marins blessés à la bataille de Dixmude en octobre-novembre 1914. La guerre terminée, il renonça à la clientèle civile et œuvra au sein de dispensaires. Il est décédé au Havre le 8 octobre 1929.

Peintre sous tous les supports, il a laissé un nombre important d'œuvres impressionnistes montrant la vie et les paysages de ses diverses affectations. La majorité de ses peintures a malheureusement été détruite durant la Seconde Guerre mondiale lors des bombardements de Rouen et du Havre.

Des toiles de Georges Dufour qu'il avait réalisées à la demande de Joseph Bourru, alors qu'il était affecté à l'École de Santé Navale de Bordeaux et qui étaient exposées à l'École, auraient été acheminées au Val-de-Grâce à la fermeture de l'École. Trois de ces toiles sont représentées sur les couvertures des trois ouvrages de cette série portant sur la France et ses médecins, que vous avez entre les mains, grâce à l'amabilité de sa famille.

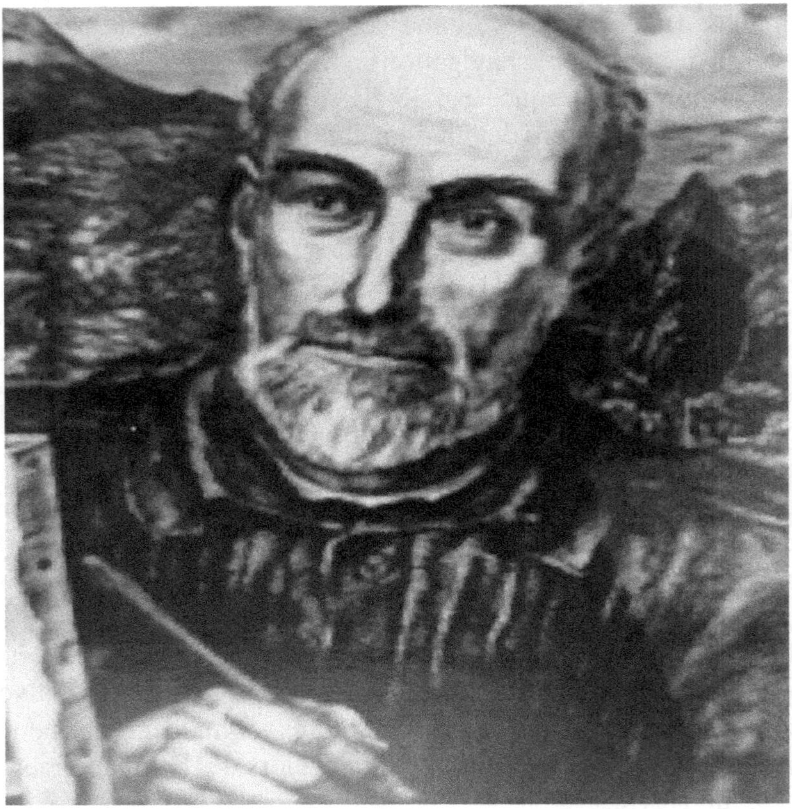

Figure 27 - Antonin Paul Chabaneix.

Antonin Paul Chabaneix[167] (1875-1948)

Né à Périgueux le 3 juillet 1875, il entra à l'École de médecine de Rochefort en 1893 et intégra l'École de santé navale de Bordeaux en 1894. Son frère aîné Joseph (1870-1913) était entré à l'École en 1891. Il soutint sa thèse le 3 décembre 1897 à la Faculté de médecine de Bordeaux sur le « *Subconscient dans les œuvres de l'esprit* ». Cette thèse parut sous le titre *« Le subconscient chez les artistes, les savants et les écrivains »* en 1897 aux éditions Ballière.
Il choisit le service de santé des Colonies, fut affecté en Nouvelle-Calédonie et embarqua sur l'*Australien* à destination de Nouméa où il arriva en juin 1898.

---

167 Louis F. Devoirs de Mémoires. *Op.cit.* pp. 274.

Il fut affecté aux bagnes, à l'île des Pins, à Canala sur la côte est de la Grande Terre, à Pouembout au nord-ouest près de Koné, et à Nouméa. Il quitta la Nouvelle-Calédonie en 1902.
Il publia avec son épouse Marie Caussé (1874-1909), sous les pseudonymes de Paul et Marie Nervat, de nombreux poèmes et récits sur la Nouvelle-Calédonie et un roman « *Célinat Landrot, Fille de Pouembout* » qui raconte la vie d'une fille de libérés. Ensemble, ils écrivirent également « *Le geste d'accueil (1900) ; les rêves unis (1905)* ». Le couple présentait dans ses poèmes un regard compatissant sur les lépreux et les bagnards.

En 1902, Paul Chabaneix s'installa à La Rochelle. Alors que son épouse décédait brutalement en 1909, il partit dans le sud-est et acheta le Mas du Cyprès au Revest près de Toulon, qui devint le lieu de réunions d'écrivains, peintres et sculpteurs[168]. Il décéda en 1948 à Toulon. Leurs poèmes ont été publiés sous le titre « *Poèmes : l'œuvre calédonienne de Marie et Jacques Nervat (Marie et Paul Chabaneix) 1898-1902* ».

Quelle différence de destinées que celles des deux frères ! Joseph Chabaneix mourut du typhus en Mandchourie le 30 avril 1913 dans les bras de Victor Segalen après quinze jours d'agonie à l'âge de 43 ans, Paul Chabaneix mourut de sa bonne mort à Toulon à 73 ans.

---

[168] Paul et Marie Chabaneix sont les parents du poète Philippe Chabaneix (1898-1982) qui fonda, en 1915, une petite revue pour lycéens, *L'Effort des jeunes*, puis *Le Bel Espoir*, cahier trimestriel de poésie, qui accueillait, sous sa direction, des textes de Francis Carco (1886-1958), Paul Fort (1872-1960) et Tristan Derème (1889-1941).

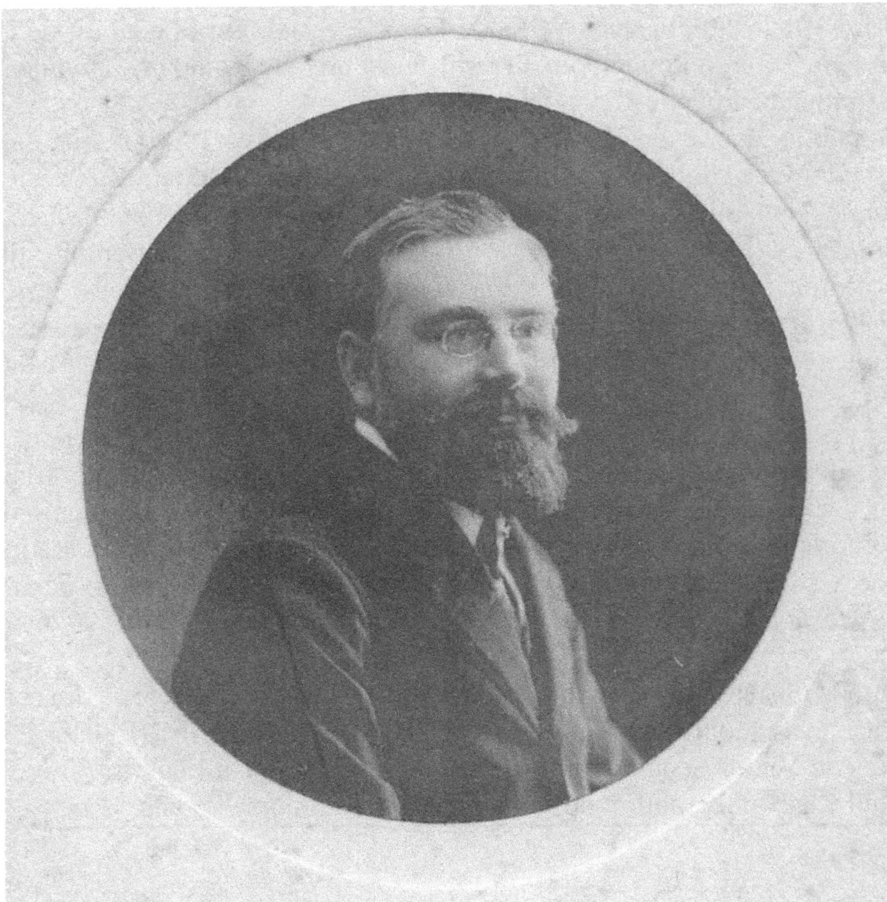

Figure 28 - Gaston Bourret.

Gaston Bourret[169] (1875-1917)

Né à Saint-Léger dans les Alpes-Maritimes le 13 septembre 1875, il entra à l'École de Santé Navale de Bordeaux en 1898 puis s'orienta vers la bactériologie. Affecté en Guinée en 1902-1903, puis en Guyane jusqu'en 1909, il accompagna en 1909 Edward Ehlers (un Danois qui a décrit avec un Français Danlos, le syndrome d'Ehlers-Danlos[170]) dans

[169] Louis F. Devoirs de Mémoires. *Op.cit.* p. 264.

une mission scientifique aux Antilles danoises, actuellement les îles Vierges.
De 1910 à 1912, il dirigea le laboratoire de biologie de Saint-Louis du Sénégal et en 1913 celui de Hué. En 1914, il était au front en Artois et en Champagne où il fut blessé.

En 1917, il fut affecté à l'Hôpital de Nouméa comme chef du laboratoire de bactériologie. Une épidémie de peste sévissait alors à Nouméa où sept épidémies de peste s'étaient succédé entre 1899 et 1914. Le 19 avril 1917, voulant reconstituer le stock de vaccins anti-pesteux, un flacon de culture du bacille de la peste lui échappa des mains et se brisa. Il était contaminé. Conscient de la gravité de sa maladie, il s'isola volontairement dans une chambre de l'hôpital et mourut le 24 avril 1917 à 41 ans.

Le laboratoire de bactériologie de Nouméa avait été créé en 1890 au sein de l'hôpital. Il devint en 1913 l'Institut de microbiologie de la Nouvelle-Calédonie. L'Institut Pasteur de Nouméa n'a été ouvert qu'en 1955.

Le nom de Gaston Bourret a été donné en 1958 à l'hôpital Territorial de Nouméa. La promotion 1986 de l'École de Santé Navale porte son nom.

[170] Syndrome d'Ehlers-Danlos : maladies génétiques caractérisées par une anomalie du tissu conjonctif dont il existe différentes variantes de la maladie, la plupart présentent une hyperlaxité des articulations, une peau très élastique et des vaisseaux sanguins fragiles. Ce syndrome n'affecte pas les capacités intellectuelles.

La France aux Nouvelles-Hébrides

Le condominium des Nouvelles-Hébrides a été une colonie franco-britannique érigée dans l'archipel des Nouvelles-Hébrides du 2 décembre 1907 au 30 juillet 1980. Il a pris fin avec l'indépendance des Nouvelles-Hébrides sous le nom de Vanuatu. L'archipel compte plusieurs îles, de Santo au nord à Anatom au sud, en passant par Efaté ou Vaté au centre où fut construite la capitale Port-Vila.

Le premier navigateur européen à avoir débarqué aux Nouvelles-Hébrides est un Portugais - Pedro Fernandez de Quiros (1565-1614) - qui arriva à Santo le 1er mai 1606. En 1768, Louis Antoine de Bougainville redécouvrit l'archipel et l'appela les Grandes Cyclades. James Cook arriva en 1774 à Tanna au sud de l'archipel auquel il donna le nom de Nouvelles-Hébrides. En 1825, la découverte par un négociant écossais Peter Dillon (1788-1847) du bois de santal sur l'île d'Erromango, entraîna une tentative d'installation des Européens, qui se heurtèrent à l'hostilité des autochtones. En 1848, des missionnaires protestants s'installèrent à Anatom, puis à Tanna en 1858. Le commerce du santal cessa en 1868 avec la disparition des derniers plans

Dès le début des années 1840, le développement économique du Queensland, en Australie, initia un important recrutement de travailleurs insulaires aux Nouvelles-Hébrides, mais aussi en Nouvelle-Calédonie et plus tard aux îles Salomon. Recrutement qui se poursuivit jusqu'à ce que les Britanniques y mirent fin au début du XXe siècle, à la suite de nombreux abus et en particulier des enlèvements et la transportation de milliers d'insulaires. Plus de la moitié des hommes des Nouvelles-Hébrides auraient été transportés en Australie[171].

C'est à partir de 1875 que des résidents de l'archipel des Nouvelles-Hébrides demandèrent au gouverneur de la Nouvelle-Calédonie « de les prendre sous la protection du gouvernement français » afin de faciliter l'exploitation commerciale du territoire. Bien que le gouvernement français ne répondit pas favorablement à cette demande, il envisageait par contre d'envoyer une partie de la population pénale de la Nouvelle-Calédonie aux Nouvelles-Hébrides. Les colons australiens protestèrent

[171] Il en fut de même avec les Péruviens à l'île de Pâques (Rapa Nui) dans les années 1860, mais aussi aux Marquises et dans d'autres îles de Polynésie, des hommes étant « volontairement recrutés » ou enrôlés de force et transportés au Pérou.

et demandèrent l'annexion de l'archipel par la Grande-Bretagne. Le gouvernement français ayant déclaré qu'il ne *« porterait pas atteinte à l'indépendance des Nouvelles-Hébrides »* et ayant demandé si *« de son côté le gouvernement de sa Majesté était également disposé à la respecter »*, et ayant obtenu une réponse positive, tout en resta là.

John Higginson (1839-1904), qui a créé en 1882 la Compagnie calédonienne des Nouvelles-Hébrides, acheta des terres et incita des colons à s'installer. Les colons britanniques d'Australie et de Nouvelle-Zélande protestèrent. Les missionnaires anglais s'installèrent dans plusieurs îles, dont Vaté, où ils ouvrirent un centre de colonisation à Port-Vila, la future capitale.
L'absence de tout État autochtone, alors que la colonisation anglo-australienne et française se développait, multiplia les troubles entre les autochtones et les colons. En juin 1886, des navires militaires français vinrent maintenir l'ordre et les missionnaires protestants protestèrent de nouveau.

Le 24 octobre 1887, une commission navale mixte fut créée « *pour maintenir l'ordre et la sécurité dans l'archipel, tout en respectant son indépendance* ». Et ceci, d'autant que l'expansion coloniale de l'Allemagne en Nouvelle-Guinée, aux îles Salomon et aux îles Marshall inquiétait aussi bien la France que l'Angleterre. Les nouvelles Hébrides devinrent ainsi une colonie franco-britannique de 1906 à 1980. Elles devinrent le Vanuatu indépendant en 1980.

L'archipel des Nouvelles-Hébrides a fait l'objet en 1882 dans les *Archives de médecine navale* de deux articles du docteur Monin[172], médecin principal, qui sont des extraits du rapport médical sur la campagne du cuirassé *La Victorieuse*, navire stationnaire du Pacifique, en 1878-1881. Ces articles ont été rédigés durant un voyage d'exploration. D'autres articles vont suivre dans la même revue, toujours dans le cadre de voyages d'exploration.

[172] Monin, médecin principal. Contribution à la Géographie médicale. Nouvelles Hébrides. *Archives de médecine navale* 1882, n°38, 401-441 et n°39, 58-67.

Un médecin de marine, Ernest Pierre Simon Davillé[173] (1860-1904), aux Nouvelles-Hébrides.

Ernest Davillé visita les Nouvelles-Hébrides et établit un poste médical en 1886 à Port-Sandwich dans l'île de Mallicolo. Il revint, médecin de 2e classe des colonies, de mars 1892 à décembre 1893 à Port-Vila, dans l'île de Vaté. Il semblait être détaché au service de la *Compagnie calédonienne des Nouvelles-Hébrides* alors en pleine détresse financière, et avec laquelle il éprouva lui-même quelques difficultés pour obtenir le versement de ses salaires.
En 1895, il fut nommé directeur local de la *Société française des Nouvelles-Hébrides,* qui avait succédé à la *Compagnie calédonienne* renflouée et il accomplit à ce titre un troisième séjour aux Nouvelles-Hébrides. Dans un article sur les hôpitaux de l'Extrême-Orient et du Pacifique, Joseph Louis Kergrohen[174] (1857-1917), médecin en chef de 2e classe de la marine, écrit que l'hôpital de Port-Vila est la seule formation médicale française des îles néo-hébridaises, et que les Messageries maritimes ont établi un service mensuel entre les Nouvelles-Hébrides et la Nouvelle-Calédonie. Le médecin du paquebot, ainsi que celui de l'aviso de la marine stationnaire de Nouméa, lorsqu'ils visitaient les îles, donnaient leurs soins aux colons isolés qui ne pouvaient faire appel aux médecins anglais. Il existait trois établissements sanitaires anglais : à Port-Vila, à l'île Ambrym et à l'île Tanna.

Davillé publia en 1895 *« La colonisation française aux Nouvelles-Hébrides, avec une carte, un plan détaillé de Port-Vila et des environs et douze gravures hors texte »* à la Librairie africaine et coloniale, Joseph André et Cie, à Paris.
Nous trouvons dans l'ouvrage de Davillé, bon observateur, esprit curieux et précis, de nombreux renseignements sur les conditions de la vie aux Nouvelles-Hébrides en 1893. Il y fait le tour des problèmes économiques, agricoles, médicaux et administratifs de l'époque. Son plan de Port-Vila et des environs précise le nom et la position des colons de Mélé, Tagabé et Port Vila.

---

173 Davillé. Notes de médecine et d'hygiène sur les Nouvelles-Hébrides. *Archives de médecine navale* ; 1894, n°62 ; 561-571.

174 Kergrohen. Notes sur quelques hôpitaux de l'Extrême-Orient et du Pacifique. Nouvelles-Hébrides. *Archives de médecine et pharmacie navales* 1913, n°100, 428-437.

Davillé est aussi l'auteur de « *Notes de médecine et d'hygiène sur les Nouvelles-Hébrides* » publié dans les *Archives de médecine navale et coloniale* en 1894, où il traitait des maladies : le paludisme et le traitement par la quinine, le tokelau[175], la framboesia[176], la gale, le béri-béri, la tuberculose, les dysenteries. Il est le premier à avoir prôné pour les colons « *Le régime de la quinine préventive qui a fait ses preuves et dont les effets sont indiscutables* ». Il écrivit la même année : « *Nouvelles-Hébrides : mœurs et coutumes canaques* », publié dans le *Bulletin de la Société de Géographie* ; « *Notes sur les tremblements de terre aux Nouvelles-Hébrides* » publié la même année et dans le même bulletin ; et un « *Guide de l'émigrant aux Nouvelles-Hébrides* » publié à Paris en 1897, qu'il réédita deux ans plus tard en le complétant sous le titre « *Guide pratique du colon aux Nouvelles-Hébrides* ».

La même année, il écrivit des « *Notions pratiques de cultures coloniales. La culture du cocotier* », Paris, 1899, petit manuel écrit d'après les expériences de son auteur.

On peut s'étonner de ne pas trouver plus de renseignements sur la vie du Docteur Ernest Davillé, alors qu'il a écrit de nombreux ouvrages sur les Nouvelles-Hébrides. Nous savons qu'il s'était marié en 1890 avec Mariam Teuraiterai Ariioehau Brander, née en 1858 à Tahiti. Nous savons aussi qu'il a été admis, sur sa demande, dans la réserve le 25 décembre 1902 comme médecin de 1re classe des colonies et qu'il est décédé le 17 octobre 1904 à l'âge de 44 ans à Marseille.

[175] Tokelau : affection, très contagieuse qui se traduit, écrit Davillé, « par l'apparition sur la peau d'anneaux concentriques clairs et brillants, isolés au début, puis se développant en séries parallèles et finissant par envahir tout le corps ». Le tokelau est une mycose superficielle due à *Trichophyton concentricum*.

[176] Framboesia est le nom donné au pian par les Allemands. Les Portugais le nomment *bouba*, les Anglais *yaws*. Le pian est une tréponématose endémique non vénérienne. D'après Davillé, la framboesia est « une manifestation de syphilis héréditaire, caractérisée par des ulcérations d'aspect répugnant, siégeant de préférence aux commissures labiales, palpébrales, aux plis des aines, fréquemment aussi sur les bras, les chevilles, la face interne des cuisses ».

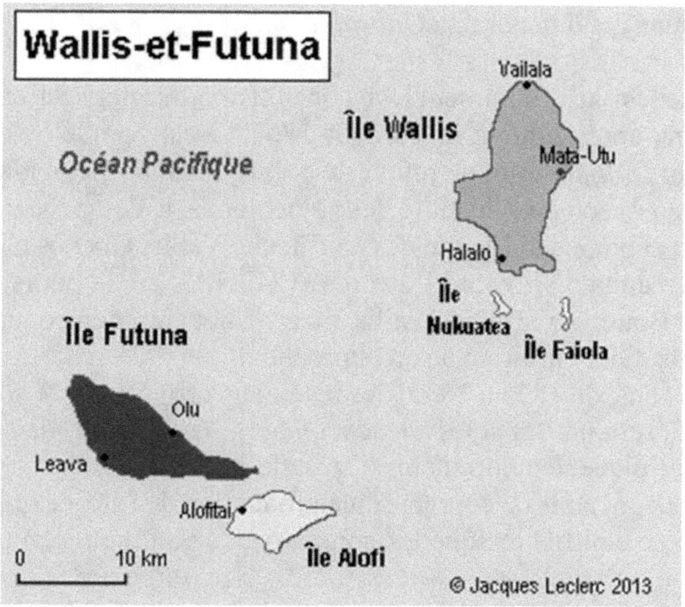

Figure 29 - Carte de Wallis-et-Futuna

À égale distance des Fidji et des Samoa, l'archipel de Wallis-et-Futuna est situé en plein cœur du Pacifique. Mais les îles Wallis-et-Futuna sont distantes l'une de l'autre d'environ 260 kilomètres. Les îles Wallis sont composées d'une île principale et de plusieurs îlots coralliens. Les îles Futuna sont composées de deux îles principales, l'île de Futuna et sa voisine immédiate, l'île d'Alofi. Ces îles au relief volcanique et aux côtes très découpées, protégées par une ceinture de récifs coralliens, sont difficiles d'accès. Le peuplement de Futuna est originaire des Samoa, celui de Wallis des Tonga, par vagues successives, la dernière de 1400 à 1616.

Le premier contact des Européens a lieu à Futuna en 1616. Des marins hollandais avaient appareillé fin 1615 avec deux bateaux, l'« *Unité* » et le « *Hoorn* », du nom du port des Pays-Bas d'où ils partirent. Le 29 janvier 1616, ils franchirent un cap que leur chef Williem Schouten (1577-1625), dénomma « *Hoorn* ». Le 19 mai 1616, ils aperçurent Futuna qu'ils abordèrent en chaloupe et où ils séjournèrent environ huit jours. Ils la nommèrent avec l'île d'Alofi, les « îles de Hoorn ». Louis

Antoine de Bougainville atteignit Futuna le 11 mai 1768 et, frappé par son isolement, la nomma « l'enfant perdu du Pacifique ». En 1781, le capitaine espagnol Francisco Antonio Mourelle de la Rua (1750-1820) aborda Futuna qu'il dénomma *Consolacion.*

Wallis - que les natifs nomment Uvéa - ne fut abordée par les Européens que 150 ans après Futuna le 16 août 1767. C'est Samuel Wallis, le capitaine du *Dolphin*, qui, de retour de Tahiti, aborda l'île, mais sans y débarquer en raison de l'hostilité des autochtones. L'équipage donna le nom de son capitaine à l'île qui devint l'île de Wallis. Dix ans plus tard, en 1791, le capitaine Edward Edwards (1742-1815), à la poursuite des révoltés du Bounty, s'arrêta à Wallis, mais ne put entrer en contact avec les habitants qui s'enfuirent à son approche.

Pendant dix ans, de 1825 à 1835, des baleiniers arrivèrent à Wallis. Des matelots déserteurs appelés *beachcombers* (écumeurs de plages) restèrent sur place. Un commerce s'installa entre les Wallisiens et des Européens négociants de coprah, seule production de l'île, ce qui devint une source de conflits lorsque les commerçants voulurent s'approprier les terres.

En 1832, l'équipage d'un baleinier britannique mouillé à Wallis et qui avait été volé, attaqua les Wallisiens. Ceux-ci, armés de haches et d'armes à feu, massacrèrent l'équipage. Prévenu, un navire de guerre britannique, le HMS *Zebra,* bombarda l'île.

La présence européenne à Wallis-et-Futuna ne se pérennisa qu'avec l'arrivée des missionnaires catholiques, les maristes. Partis du Havre le 24 décembre 1836, ils débarquèrent à Wallis le 1er novembre 1837 et à Futuna le 7 novembre. Le Père Bataillon (1810-1877) à Wallis et le Père Chanel (1803-1841) à Futuna ont marqué l'histoire des deux îles. À Wallis, le Père Bataillon réussit à convertir la plupart des habitants dès 1840 et le roi, appelé *le Lavelua*, fut baptisé en 1842. Le Père Chanel avait été tout d'abord bien accueilli à Futuna par le roi Niuliki, mais celui-ci revint sur ses bonnes dispositions et s'opposa à toute conversion. Son gendre Musumusu entretint l'hostilité du roi. Le Père Chanel fut tué le 28 avril 1841 par Musumusu et mangé selon la coutume locale. Les maristes revinrent à Futuna en janvier 1842 et rapidement, la population de Futuna se convertit au catholicisme.

L'arrivée des missionnaires et la conversion des populations ont entraîné de profondes transformations dans les sociétés locales, car ce fut la fin de la religion traditionnelle. Ce fut en même temps la fin des *beachcombers, ces corrupteurs de mœurs.* Mais ce fut également la mise en isolement de Wallis-et-Futuna, les missionnaires voulant isoler les îles des influences extérieures, notamment des protestants.

Le souverain de Wallis, sous l'influence du Père Bataillon - une forte personnalité - voulant soustraire les îles aux Anglais et aux Allemands, demanda le protectorat de la France en 1842. La France refusa, car à Tahiti « L'affaire Pritchard » envenimait les relations entre la France et la Grande-Bretagne dans le Pacifique. En 1880, la reine *Amélia* de Wallis réitéra sa demande qui fut acceptée en 1886. Le traité de protectorat fut ratifié le 15 avril 1887. Le 29 novembre 1887, les rois des îles de Futuna et d'Alofi demandèrent aussi leur rattachement à la France, ce qui fut accepté en 1888. Les souverains de Wallis-et-Futuna gardaient leurs autorités coutumières sur leurs sujets : il ne s'agissait donc pas d'une colonisation au sens habituel du terme. Le premier résident de France arriva à Wallis en 1888. Le décret de juin 1901 réunit Wallis-et-Futuna en une seule entité, rattachée administrativement à la colonie de la Nouvelle-Calédonie. En 1905, le « pouvoir » à Wallis-et-Futuna était détenu par la mission catholique[177]. Cependant, Futuna restera isolée et relativement indépendante du pouvoir politique français jusqu'en 1960.

Des missions médicales de passage sur les navires de la flotte du Pacifique avaient reconnu les principales maladies rencontrées à Wallis-et-Futuna : la tuberculose, la lèpre, le pian, l'ulcère phagédénique, l'amibiase, la gonococcie, la syphilis, le paludisme, le tétanos ombilical, mais surtout l'éléphantiasis filarien[178]. Les missionnaires demandaient depuis longtemps qu'un médecin soit affecté comme résident. En juin 1906 un accord fut signé avec le roi qui précisait dans sa demande *« [...] que ce Résident soit un médecin du Corps de santé colonial [...] ».*

---

[177] Soulé M. Relations coutume, État, Église à Wallis-et-Futuna 1837-1961. *Revue d'histoire d'Outre-mers* 2005 ; 93 : pp. 117-125.

[178] L'éléphantiasis filarien ou éléphantiasis des pays chauds est l'aboutissement des poussées lymphangitiques de la filariose lymphatique qui siège essentiellement aux membres inférieurs et au scrotum. La filariose lymphatique est due à des vers nématodes - les filaires - qui entraînent un blocage des canaux lymphatiques suivi de stase en amont.

« Pendant la première moitié du XXe siècle, les médecins affectés à l'île de Wallis (et Futuna) en étaient aussi les « patrons » sous la dénomination de Médecin-Résident. Ils remplissaient les fonctions de gouverneur avec mission de maintenir l'ordre public et de contrôler le budget qu'ils acceptaient ou refusaient ».

Le premier médecin résident « officiel » était, en fait, arrivé à Wallis le 1er décembre 1905. Il s'agissait de Pierre Elie Viala[179], de la promotion 1896 de l'École de Santé Navale, aide-major de 1re classe des Troupes coloniales, qui y demeura près de quatre ans. Il fit construire à Matautu un premier dispensaire, des plus modestes : une maison en planches toute proche de la résidence. Il lutta en 1907 contre une terrible épidémie de coqueluche qui dura trois mois et fit disparaître « *la plupart des enfants à la mamelle* ». Viala publia une étude sur Wallis, dans laquelle est décrite « *une vue exacte de la situation de l'île avant la Première Guerre mondiale* ». C'est le 10 juin 1909, alors que Viala était en fin de séjour, que parut un décret du président de la République, Armand Fallières (1841-1931), « réglant l'organisation administrative et financière des îles Wallis-et-Futuna ». Ce nouveau décret reconnaissait l'indépendance de Wallis-et-Futuna par rapport à la Nouvelle-Calédonie.

Pierre Elie Viala fut remplacé en 1909 par Victor Jean Brochard, médecin major de 1re classe des troupes coloniales, de la même promotion de Santé Navale que Viala. Brochard était un républicain laïque, acharné détracteur de la mission catholique. Il demanda au roi de Wallis - Tokila - l'expulsion du supérieur de la mission, le père Bazin. Un décret royal d'expulsion fut signé le 6 février 1910. Le 1er avril, des hommes armés arrivèrent devant le palais royal et le roi en fut réduit à se retirer. On procéda alors à l'élection de son successeur - Soane Patita Lavuia - qui ne fut pas reconnu par le résident Brochard. Le gouverneur de la Nouvelle-Calédonie, Adrien Bonhoure (1860-1929), supérieur hiérarchique de Brochard, arriva huit semaines plus tard sur le *Kersaint*. Il annula le décret d'expulsion, suscita une nouvelle élection du roi et Soane Patita Lavuia fut confirmé roi de Wallis[180]. La tentative de Brochard se

---

[179] Viala P. Les Iles Wallis-et-Futuna. Notes de géographie médicale. *Annales d'hygiène et de médecine coloniale* 1909.

[180] Poncet A. *Histoire de l'île Wallis.* Tome 2. Paris, Société des Océanistes 1972.

soldait donc par le désaveu du gouverneur de la Nouvelle-Calédonie et par l'élection d'un nouveau roi favorable à la mission. Brochard quitta l'île le 1er décembre 1910. Grâce à ses soutiens à Nouméa, il put revenir à Wallis pour y effectuer un deuxième séjour de 1912 à 1914.
Le poste de médecin-résident fut inoccupé de 1914 à 1926. Joseph, Jean David arriva en 1933. Nous sommes bien au XXe siècle, mais la vie « aventureuse » de Joseph David mérite d'être contée ici, en « hors-sujet », tant elle est « hors du commun » pour un médecin militaire.

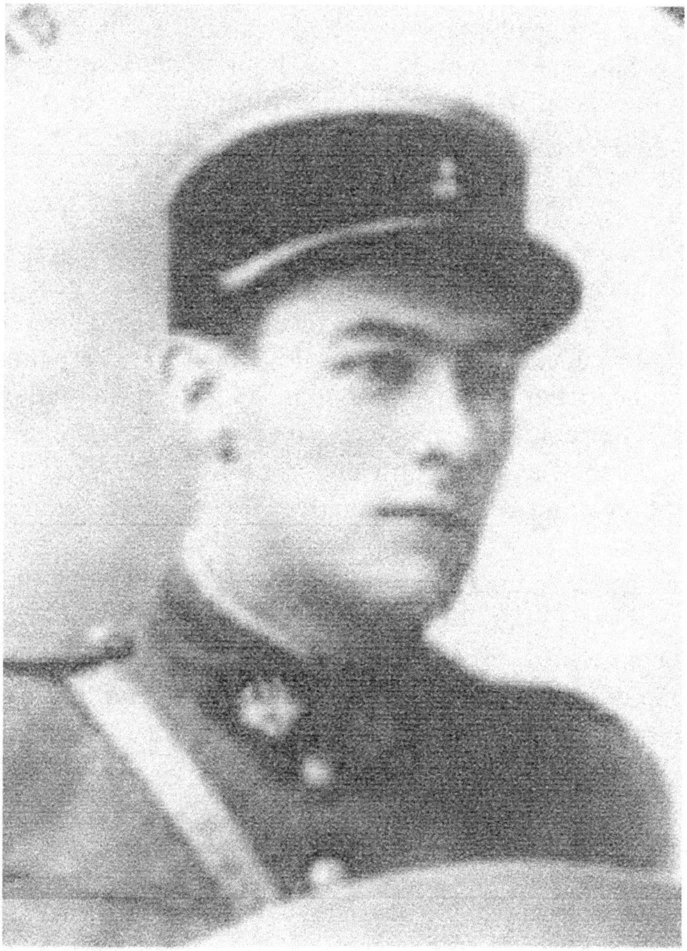

Figure 30 - Joseph Jean David.

Un médecin à Walis et Futuna, Joseph, Jean David dit le roi David[181] (1902-1969)

Né à Paris le 25 novembre 1902, il fut reçu à l'École de Santé navale[182] de Bordeaux en 1925. Il soutint sa thèse de doctorat en médecine le 9 janvier 1929. Ayant choisi la « coloniale », il rejoignit ensuite Marseille pour le stage de spécialisation en médecine tropicale à l'École d'application du Pharo et accomplit un premier séjour à Raqqa en Syrie.
Il fut ensuite désigné comme médecin résident à Wallis-et-Futuna et arriva à Wallis en septembre 1933. À la mi-novembre, le roi de Wallis mourut. Les hauts personnages de la cour hésitaient sur le choix d'un successeur. Joseph David, au bout de deux semaines de discussions, décida qu'il n'y aurait plus de roi autochtone et que c'est lui, Joseph David, qui serait le roi de Wallis-et-Futuna[183]. Ni la France, ni les missionnaires ne réagirent.
Il régna de 1933 à 1938, cinq années au cours desquelles il développa l'économie des îles. Il redressa la production de coprah qui avait connu une chute spectaculaire, les cocotiers étant parasités par le *Oryctes rhinocéros* (*scarabée basicornus*, Linné 1758), un insecte coléoptère dont plusieurs espèces sont des ravageurs des palmiers, notamment du cocotier et du palmier à huile. Il fit débroussailler les cocoteraies, lutter contre les rats et les roussettes, en installant des séchoirs à coprah. La production et les revenus des producteurs quintuplèrent en cinq ans. Il encouragea des cultures nouvelles comme le ricin, le café, la canne à sucre, le coton, le cacao, le manioc, le maïs, les arachides, les pois d'angole[184], une légumineuse au taux élevé de protéines. Il fit importer des porcins, des bovins, des caprins pour enrichir l'alimentation. Il bâtit des routes. Il bâtit en 1935 un hôpital à Matautu, complété par une maternité. Il créa une école qui compta jusqu'à 140 élèves. Il créa une poste et mit en place

[181] Louis F. Devoirs de Mémoires. *Op.cit.* p. 293.
[182] Borgomano A. Le Roi David-Ancien de Santé Navale. *Bulletin de l'Association Santé navale et Outre-Mer*, n°127, 94e année, 2014, pp. 49-52.
[183] Lachenal G. *Le Médecin qui voulut être Roi. Sur les traces d'une utopie coloniale.* Éditions du Seuil, 2017, 353 p.
[184] Pois d'Angole : plante vivace à graine cultivée en agriculture pluviale de la famille des Fabaceae. Connu également sous le nom de pois cajan, pois-congo, ambrevade ou pwa di bwa en créole Guadeloupéen.

une société de Prévoyance indigène qui rencontra un grand succès. Il mit sur pieds une équipe de football et ouvrit un stade. Il bâtit une nouvelle résidence et fit venir un groupe électrogène.
Lors du départ définitif de David, le gouverneur de Nouvelle-Calédonie déclara : « *Une des plus belles réussites coloniales : l'œuvre du Roi David* ».
Il fut de retour en France en 1939. Il épousa la princesse Sophie-Marie qui deviendra la Reine Aloïsa Tautu'u Brial (*Celle qui règne sur la Terre*) en 1953, et dont il divorça en 1945.

Il fut ensuite affecté au Cameroun de 1939 à 1945 à la direction de la "région médicale" du Haut-Nyong, remise par le Gouverneur général du Cameroun, Richard Brunot (1885-1958) « *tout entièrement aux autorités médicales* ». Secondé par trois médecins, il mena la lutte contre la maladie du sommeil, en résurgence malgré la lutte menée par Eugène Jamot (1879-1937) dans cette même région. Il s'intéressa à l'exploitation du latex et du rutile, une espèce minérale composée d'oxyde de titane. Joseph David était appelé « l'Empereur de l'Est ».

Joseph David fut médecin à la 1re armée française en 1944. Il fut chargé en 1945 d'évacuer les déportés français atteints de typhus du camp nazi de Dachau, libéré le 29 avril : 5 000 déportés ont été acheminés sur le lac de Constance en Suisse, mis en quarantaine en attendant leur guérison. En 1946, Joseph David était en Côte d'Ivoire, en 1951 en Indochine, médecin-chef de l'Hôpital Grall de Saigon. En 1953, il suivit le cours des hautes études militaires.

Mais alors qu'il était promis à être nommé médecin-général, il démissionna le 1er avril 1955. Cette démission aurait été en rapport avec un attentat au Cap Saint-Jacques, station balnéaire pres de Saigon, alors que son épouse et l'une de ses filles étaient sur place, mais n'avaient pas été blessées. Il décéda le 8 octobre 1969.

La France en Nouvelle-Zélande

En 1838, alors qu'il n'y existait pas encore de colonie française dans le Pacifique, le commandant d'un baleinier, Jean-François Langlois né en 1808 à La Luzerne, près de Saint-Lô, jetait l'ancre à la baie d'Akaroa, dans la péninsule de Banks, dans l'île du Sud de la Nouvelle-Zélande[185]. Une soixantaine de baleiniers français effectuaient régulièrement la traversée entre la France et la Nouvelle-Zélande. À l'époque, l'île du Nord était déjà peuplée par des colons britanniques...

Langlois établit un projet d'annexion de l'île du Sud pour le compte de la France et obtint l'accord de douze chefs maoris. Il acheta en août 1838 la quasi-totalité de la Péninsule de Banks. De retour en France en mai 1839, Langlois « vendit » la terre de la péninsule de Banks à des hommes d'affaires de Nantes et de Bordeaux, qui créèrent une Compagnie maritime, la *Compagnie Nanto-Bordelaise*, qui mit sa disposition le *Comte de Paris,* pour le transport des colons. Le *Comte de Paris* quitta Rochefort en mai 1840.
Mais, le 6 février 1840, le premier gouverneur britannique de la Nouvelle-Zélande, William Hobson (1792-1842) - officier de la *Royal Navy* - avait signé dans la baie des Iles dans l'île du Nord avec plusieurs colons britanniques et environ 45 chefs maoris, le traité de Waitangi, qui est l'acte fondateur de la nation néo-zélandaise. Il s'apprêtait à faire de même pour l'île du Sud.

Les colons français, qui ignoraient l'existence du traité, ne débarquèrent donc pas en terre française comme ils le croyaient, mais en une terre britannique.
La France envoya le 19 février 1840 l'*Aube*, commandée par le Capitaine de vaisseau Charles François Lavaud (1798-1878), dont la mission était de protéger les baleiniers et les missionnaires français du Pacifique et aussi d'aider à l'installation des colons français dans la péninsule de Banks.
Parti de Brest, Charles Lavaud passa le Cap-de-Bonne-Espérance, fit une escale en Tasmanie, arriva dans la baie des Iles le 11 juillet 1840 où il apprit d'un missionnaire mariste français, Jean-Baptiste Pompallier (1801-1871), arrivé en Nouvelle-Zélande en 1838, la prise

[185] La Nouvelle-Zélande est composée de deux îles, l'île du Nord et l'île du Sud, séparées par le détroit de Cook.

de possession par les Britanniques de la Nouvelle-Zélande. Lavaud n'arriva dans la péninsule de Banks à Akaora que le 19 juillet 1840, cinq jours après la possession de l'île du Sud par les Britanniques. Il put obtenir des Britanniques la garantie des biens des Français, mais ne put qu'accepter la souveraineté britannique sur l'ensemble de l'île. Il demeura à Akaora jusqu'en octobre 1843.

Il fut remplacé par le Capitaine de vaisseau Auguste Bérard [186] (1796-1852), qui commandait la corvette *Le Rhin.* Parti de Toulon le 15 août 1842, Bérard fit relâche à Bahia au Brésil, puis passa le Cap-de-Bonne-Espérance, arriva en Tasmanie où débarquèrent trois missionnaires et un naturaliste du Muséum d'Histoire Naturelle, puis entra dans la baie d'Akaroa le 11 janvier 1843.

La présence française à Akaroa fut tolérée par les Britanniques, la cohabitation franco-anglaise dépendant des bons rapports entre le Chef de la Station navale, Auguste Bérard, et le Gouverneur de la Nouvelle-Zélande, William Hobson (1792-1842). Mais, la « colonie » française d'Akaroa n'était qu'une illusion et l'année 1843 vit la fin de la présence française avec l'arrivée d'un nouveau Gouverneur britannique, Robert FitzRoy (1805-1865) - un officier de marine - qui envoya Willoughby Shortland (1804-1869), Premier secrétaire colonial de Nouvelle-Zélande, faire la tournée des ports avec le brick *Victoria.* À la différence de William Hobson, Shortland était peu conciliant. Il transmit à Auguste Bérard trois directives : l'*Union Jack* doit remplacer le drapeau tricolore à Akaroa, les baleiniers doivent payer des taxes aux douaniers britanniques, la pêche est interdite aux navires étrangers à moins de 3 milles des côtes. Le rôle du chef de la station navale française se limita alors au soutien des colons et aux baleiniers dans un pays étranger. Après avoir demandé en vain la création d'un Consulat de France, Bérard rentra en France en 1846 à bord de la corvette *Le Rhin* en passant par le cap Horn.
Les colons demeurèrent sur place et les baleiniers partirent vers les côtes Nord-Ouest de l'Amérique où il y avait beaucoup de baleines.

Louis Arnoux (1814-1867) fut le médecin de la corvette *« Le Rhin ».*

---

[186] Rigal J-M. Akaroa. *Une histoire de marin : Auguste Bérard.* Bulletin de l'Association amicale Santé Navale et d'Outre-Mer 2021 ; 143 : 34-43.

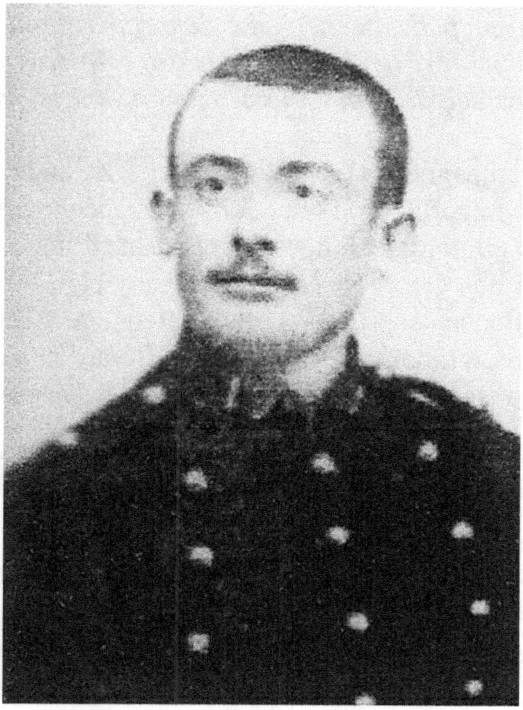

Figure 31 - Louis Arnoux

Louis Arnoux (1814-1867)[187,188].

Louis Arnoux est né le 15 avril 1814 à Grenoble. Chirurgien de la marine en 1837, il a été embarqué sur plusieurs bâtiments de la marine de guerre. Du 11 mars 1842 au 17 septembre 1846, il participa à un voyage de circumnavigation sur la corvette *Le Rhin*, commandée par le Capitaine de vaisseau Auguste Bérard. *Le Rhin* avait pour mission de relever l'*Allier* comme navire stationnaire en Nouvelle-Zélande. Il s'agissait de veiller aux intérêts des colons et des baleiniers français et de leur apporter assistance si nécessaire. Bérard écrit : « *Les services de M. le Chirurgien Major Arnoux méritent une attention particulière, non seulement à cause des soins qu'il a constamment donnés à l'équipage, mais encore pour ceux qu'il a prodigués aux colons et aux étrangers, Anglais ou Américains. Dernièrement, il a fait une amputation de jambe a un matelot anglais, il a soudé à un autre un orteil presque entièrement*

[187] Brisou B, Sardet M. *Dictionnaire des médecins, chirurgiens et pharmaciens de la Marine. Op.cit.* p. 37.
[188] Louis F. Devoirs de Mémoire. *Op.cit.* p. 79.

détaché par un coup de hache ; ces deux opérations, suivies d'un brillant succès, ont attiré la reconnaissance des Anglais et l'admiration de tous ceux auxquels il donne aussi très souvent les secours de son art ».
Au cours de la campagne autour de la Nouvelle-Zélande, Louis Arnoux constitua une importante collection de spécimens botaniques, zoologiques et d'ethnologie. Il découvrit le crâne d'une nouvelle espèce de baleine à bec que Georges, Louis Duvernoy (1777-1855), médecin et zoologiste français, proche collaborateur de Georges Cuvier, nommera en 1851, en hommage à Auguste Bérard et à son chirurgien Louis Arnoux, la Bérrardie d'Arnoux (*Berrardius arnouxii).*

De retour à Toulon, Arnoux fut chargé d'amener au Muséum d'Histoire Naturelle les échantillons collectés, non seulement en Nouvelle-Zélande, mais aussi, au cours de la circumnavigation, en Nouvelle-Calédonie, aux Samoa, aux Tonga, aux Fidji. Le Muséum d'Histoire Naturelle de Grenoble conserve un fond important « Louis Arnoux ».
Arnoux soutint sa thèse de doctorat en médecine à Montpellier en 1852.
Il fut affecté en 1862 sur le *Fleurus*, navire stationnaire dans le Levant.
En 1864, il fut nommé professeur de pathologie générale élémentaire aux hôpitaux de la marine de Toulon.

Placé en non-activité en avril 1865 pour un emphysème pulmonaire invalidant, il quitta le service actif et prit la direction d'un asile privé à Saint-Rémy. Il mourut le 3 février 1867.

SOURCES ET AUTORISATIONS

Figure 1 - Carte de l'océan Indien (Leclerc Jacques. « Océan Indien » *dans L'aménagement linguistique dans le monde*, Université Laval, http://www.axl.cefan.ulaval).

Figure 2 - Gustave Victor Bouffard (Devoirs de Mémoire).

Figure 3 - François Césaire de Mahy (BnF Gallica).

Figure 4 - Edmond Elie Jourdran (Bulletin de l'Association Santé Navale et d'Outre-Mer 2017).

Figure 5 - Maurice Antoine Fontoynont (Bibliothèque Félix Houphouët-Boigny de l'Académie des Sciences d'Outre-Mer).

Figure 6 - Alexandre Lasnet (Devoirs de mémoire).

Figure 7 - André Thiroux (Source : Institut Pasteur – CeRIS).

Figure 8 - Alexandre Reydellet (Musée Léon-Dierx, Réunion 1983.02.01.29, L. A. Roussin).

Figure 9 - Jean-Marie Mac-Auliffe (Collections Éditions Azalées éditions – Réunion).

Figure 10 - Jean-Baptiste Beaujean (assis au centre de la photo). Extrait d'une photographie du personnel de l'hôpital et de l'école de Pondichéry (1921). *Bulletin de l'Association Amicale Santé Navale et d'Outre-Mer.*

Figure 11 - Jean Augustin Bussière (Photo Association Jean Augustin Bussière. In Histoire des Sciences Médicales 2018 ; edit.sfhm@gmail.com).

Figure 12 - Carte de l'océan Pacifique. Jean-Michel Lebigre. Les Cahiers d'Outre-Mer n°252/octobre-Novembre 2010, pp. 495-498.

Figure 13 - Philibert Commerson (Wikipedia, domaine public)
Figure 14 - Jacques Julien Houtou de Labillardière (BnF Gallica).

Figure 15 - Jean René Constant Quoy (source Wikipedia) domaine public, https://commons.wikimedia.org/w/index.php?curid=77384055.

Figure 16 - Charles Gaudichaud-Beaupré (Wikipedia, domaine public).

Figure 17 - René Primevère Lesson (Wikipedia, domaine public)

Figure 18 - Pierre, Adolphe Lesson. (Wikipedia) - archives de Pierre Adolphe Lesson (1805-1888), portrait dessiné offert.

Figure 19 - Carte de la Polynésie française. Outremer.gouv.fr.

Figure 20 - François Cardella. Devoirs de mémoire.

Figure 21 - Louis Gustave Viaud. http://gallica.bnf.fr/ark:/12148/btv1b14000011/f12.item.r=Rosporden, Domaine public, https://commons.wikimedia.org/w/index.php?curid=49834849

Figure 22 - Victor Joseph Ambroise Désiré Segalen Par Louis Talbot (1853-?) - Regard éloigné, Domaine public, https://commons.wikimedia.org/w/index.php?curid=36284296

Figure 23 - Carte de la Nouvelle-Calédonie. Par Eric Gaba (Sting - fr:Sting) https://commons.wikimedia.org/w/index.php?curid=5972126

Figure 24 - Yves Le Scour. Patrick O'Reilly « Calédoniens ». In Michel Sardet, p. 241.

Figure 25 - Théophile Auguste Mialaret. Devoirs de mémoire.

Figure 26 - Georges Dufour (site familial - https://georges-dufour.com/)

Figure 27 - Antonin, Paul Chabaneix. Devoirs de mémoire.

Figure 28 - Gaston Bourret. Portrait photographique de Henri Désiré Bourret (source : Emmanuel de Lazet, 2020, Wikipedia)

Figure 29 - Carte de Wallis-et-Futuna

Leclerc Jacques. « Wallis-et-Futuna » dans *L'aménagement linguistique dans le monde*, Université Laval, http://axl.cefan.ulaval.ca/pacifique/wallis-futuna.htm

Figure 30 - Joseph, Jean David. Devoirs de mémoire.

Figure 31 - Louis Arnoux. Devoirs de Mémoire

ANNEXES

Annexe 1 - Brève histoire du béri-béri

La première description du béri-béri[189] se trouve dans un traité chinois de pathologie du VIe siècle, le *Sen-Kin-ho.* À la fin du Xe siècle, on distinguait déjà en Chine une forme sèche (*kan-kak-kô*) et une forme humide (*shu-kak-ke*).

Ce furent les médecins hollandais de la Compagnie des Indes néerlandaises qui firent connaître le béri-béri en Europe au milieu du XVIIe siècle. Jacob de Bondt (1591-1631), envoyé par la Compagnie des Indes à Batavia en 1627, en donna la première description en 1630. L'implication d'un facteur nutritionnel fut suspectée par un médecin de la marine impériale japonaise, Takaki Kanehiro (1849-1920), qui avait fait ses études de médecine en Grande-Bretagne. Endémique au Japon, le béri-béri décimait la marine japonaise alors qu'il était exceptionnel dans les marines occidentales. Kanehiro avait remarqué que le béri-béri touchait les matelots nourris presque exclusivement au riz blanc alors que les officiers, dont le régime alimentaire était diversifié, souffraient rarement du béri-béri. Il put convaincre la marine impériale japonaise de donner une meilleure alimentation aux marins, ce qui élimina rapidement le béri-béri de la flotte japonaise.

Cependant, la cause réelle de la maladie restait mystérieuse. C'est alors que Cristiann Eijkman (1858-1930), médecin de l'armée des Indes néerlandaises, fit une découverte en partie accidentelle. Il remarqua que les poulets dont l'alimentation avait été récemment modifiée présentaient une polynévrite sévère ressemblant au béri-béri. Il montra que cela était en rapport avec le riz poli venant des cuisines et que, lorsque les poulets étaient nourris avec un mélange de riz et de son, ils guérissaient. En appliquant le même traitement aux prisonniers du pénitencier de Java, dont il fut directeur de 1888 à 1896, il fit disparaître le béri-béri. Cette notion nouvelle facilita la compréhension de l'étiologie du béri-béri et, par voie de conséquence, sa prévention.

En 1901, un autre médecin hollandais - Gerrit Grijns (1865-1944) - émit l'hypothèse que le composant dont la carence provoque le béri-béri et la polynévrite aviaire était une substance indispensable au métabolisme

---

[189] Jeanselme E. Le béri-béri. *Bulletin de la Société de Pathologie Exotique* 1910 ; 3 : 8-12.

du système nerveux. Il conclut que le béri-béri était dû à l'absence d'un nutriment essentiel dans l'alimentation. En 1912, un chimiste polonais, Casimir Funk (1884-1967), isola cette substance dans la cuticule qui enveloppe le riz et la dénomma vitamine, un raccourci de « *vitale-amine* ». Elmer Mac Collum (1879-1967), biochimiste américain, lui donna en 1916 le nom de « *B hydrosoluble* ». En 1936, Robert R. Williams (1886-1965), autre chimiste américain, et Adolf Otto Reinhold Windaus (1876-1959), chimiste allemand, isolèrent le « *anti-beri-beri factor* » et lui donnèrent le nom de thiamine.

De ce bref rappel historique, il découle que le béri-béri est dû à une carence en vitamine B1 encore dénommée thiamine. Il s'observe chez l'enfant et chez l'adulte nourris exclusivement au riz poli, riz blanchi dont l'enveloppe, le son et le germe ont été enlevés, et chez le nourrisson lorsque la mère est carencée. La vitamine B1 naturellement présente dans la cuticule du grain de riz disparaît lors du polissage industriel des grains, nécessaire à l'obtention du riz blanc.

Le béri-béri a été observé par les médecins français dans les collectivités, en particulier dans les prisons. L'exemple le plus connu est celui de l'épidémie de béri-béri du bagne de Poulo Condor, situé à 230 km de Saigon, créé par la colonisation en 1862. Une épidémie de béri-béri a littéralement « vidé » le bagne en 1897-1898. L'alimentation défectueuse a été suspectée, car le béri-béri frappait les détenus indigènes, mais ni les détenus européens, ni les gardiens indigènes, ni les détenus indigènes détachés comme boys ou comme employés du bagne. Le béri-béri a aussi été observé dans les garnisons et dans les écoles. En 1886, Adrien Marie Cartier (1855- ?), chirurgien de la marine, en service à l'hôpital de Diégo-Suarez[190] écrit que cette maladie « *constitue à proprement parler la seule que j'ai observée chez les tirailleurs sakalaves ; elle résume leur pathologie : car elle fournit 88 pour 100 de la morbidité de cette compagnie et la totalité des décès qu'ils ont offerts relève du béri-béri [...]. La seule forme observée est la forme hydropique, tant chez les tirailleurs que chez les ouvriers de couleur ou les prisonniers qui m'ont également fourni quelques cas [...]* ».

---

[190] Cartier A.M. Contribution à la géographie médicale de la région de Diégo-Suarez et de Vohémar. *Archives de médecine navale* 1888 ; 50 : 178-185.

Annexe 2 - Brève histoire de la lèpre

L'inde est le foyer le plus ancien de la lèpre[191] qui a été décrite sous le nom de *Kushta* dans les livres de médecine indienne au Ve siècle av. J.-C. De l'Inde, elle a gagné à l'est la Chine et le Pacifique, à l'ouest le Moyen-Orient et l'Égypte et atteint son apogée en Europe au XIIe siècle. Elle a « débarqué » en Amérique et a achevé ainsi son tour du monde.
Les aspects cliniques essentiels ont été décrits au Moyen-Âge, en particulier par les médecins montpelliérains, dont Guy de Chauliac (1300-1363). Le premier traité de léprologie scientifique *Om Spedalskhet (Sur la lèpre)* a été publié en 1847 par un médecin norvégien, Daniel Cornelius Danielsen (1815-1894). La lèpre était alors considérée comme une maladie héréditaire. Gerhard Henrik Armaeur Hansen (1841-1912) - autre médecin norvégien - qui avait la conviction que la lèpre était une maladie contagieuse, découvrit en 1869 dans les ganglions de lépreux des « masses granulaires jaunâtres », qu'il retrouva en 1873 dans des nodules cutanés. L'identification par Hansen de *Mycobacterium leprae* (ou bacille de Hansen), l'agent de la lèpre, est une date marquante dans l'histoire de la bactériologie.
Mais l'absence de microbe ne peut exclure la lèpre, qui doit être diagnostiquée, avant tout, cliniquement. Le bacille de Hansen n'est pas, en effet, détecté chez la majorité des lépreux, sauf chez les « tubéreux » selon Albert Neisser (1855-1916), un bactériologiste allemand, qui décrivit en 1903 trois types de lèpre : cutanée, nerveuse et tubéreuse pour lépromateuse.
L'une des principales caractéristiques de *M. leprae* est qu'il n'a jamais pu être cultivé sur milieu artificiel. La léprologie a fait son entrée dans une nouvelle ère avec le séquençage complet en 2001 du génome de *M. leprae* par Stewart Cole, directeur de l'Institut Pasteur de Paris.
Avant la découverte de l'action de la dapsone dans les années 1940, puis de la rifampicine et de la clofazimine au début des années 1960, l'huile de Chaulmougra, médicament naturel produit par un arbre d'Asie, a été pendant des siècles, le seul médicament ayant une

---

191 Aubry P. *Mycobacterium leprae.* in Précis de Bactériologie clinique, 3e édition. Ouvrage collectif sous la direction de Jean Freney et Philippe Regel. Éditions ESKA, 2018, N° 55, pp.853-861.

efficacité, certes limitée, dans le traitement de la lèpre. La seule arme contre la lèpre était alors la prévention basée sur l'isolement.

Annexe 3 - Brève histoire de la syphilis

La syphilis est connue en Europe depuis le XVe siècle. Girolamo Fracastoro (1478-1553) écrit en 1530 « *Syphilis sive de morbo gallico* ». En 1837, Philippe Ricord (1800-1889) distingua la gonorrhée et la syphilis. Il décrivit les trois stades de la syphilis : la syphilis primaire ou chancre, la syphilis secondaire (roséole, syphilides), puis après une phase de latence de longue durée, la syphilis tertiaire. Son étiologie vénérienne fut admise[192] et le traitement en était le mercure.
En 1905, Fritz Schaudinn (1871-1906) et Erich Hoffmann (1668-1959) isolèrent l'agent causal : le tréponème pâle ou *Treponema pallidum*. En 1908, un composé arsenical actif, mais ayant des effets secondaires parfois très graves, remplaça le mercure. En 1906, August Von Wassermann (1866-1925) mit au point un test diagnostique.
En mars 1493, Christophe Colomb revenait d'Haïti qu'il venait de découvrir. Apparut alors en Espagne, une maladie dont l'origine fut imputée aux marins de Colomb. C'était une maladie grave que l'on retrouva en 1494 au siège de Naples par le roi de France Charles VIII (1470-1498), où étaient retranchées les troupes espagnoles du roi Ferdinand Le Catholique (1452-1516). Les mercenaires des rois de France et d'Espagne vont à partir de l'Italie, répandre à travers l'Europe cette maladie nouvelle, appelée « le mal français ». C'était une maladie terrifiante, très contagieuse, comportant une forte mortalité et se répandant avec une rapidité extraordinaire. « *Elle a déjà frappé le vingtième des humains* » écrit Marc Antoine Sabelic (1436-1506), un historien italien, en 1502. Sa transmission vénérienne, à une époque où l'Europe vivait dans une grande liberté sexuelle, ne fait aucun doute. Les mesures prises pour enrayer l'épidémie furent très sévères et l'épidémie diminua dans la deuxième moitié du XVIe siècle.
Le débat sur l'origine de la syphilis est toujours d'actualité. Il n'a cessé de rebondir entre les partisans de l'origine « colombienne » et les défenseurs de l'ancienneté de sa présence en Europe avant 1493. Nous

---

[192] Burgun R., Laugier P. *Histoire des maladies vénériennes. In Histoire de la médecine, de la pharmacie, de l'art dentaire et de l'art vétérinaire*. Tome IV. Albin Michel/Laffont/Tchou, 1978, pp. 283-345.

ne disposons pas de description de la maladie par les Anciens, Juifs, Grecs, Latins et Arabes. Certains crânes préhistoriques d'Amérique et de la Haute Égypte, certains ossements des cimetières de l'Europe médiévale montrent des lésions pouvant être considérées comme dues au tréponème pâle. Ludwig Aschoff (1866-1942), le grand pathologiste allemand, a écrit : « Si les Européens ont apporté aux Indiens des Amériques de vieilles maladies comme la peste [...], ils ont peut-être reçu la syphilis ».
Les traitements par le mercure, par le bois de gaïac, bois résineux d'Amérique, par l'arsenic trivalent, puis par les sels de bismuth n'apportèrent pas la guérison. Très efficace, la pénicilline a ouvert une nouvelle ère thérapeutique depuis 1943.

Annexe 4 - Brève histoire des dysenteries

Au milieu du XIXe siècle, l'étiologie des dysenteries (diarrhée sanglante avec fièvre et violentes douleurs abdominales) était l'objet de discussions. Les dysenteries sensibles à l'ipéca, une plante dont l'alcaloïde naturel est l'émétine, étaient rattachées à l'amibiase. Fédor Losh (1840-1903) découvrit l'amibe à Petrograd en 1872. Robert Koch (1943-1910) établit en 1883 les relations entre les ulcérations coliques et l'amibe. La relation entre les dysenteries et l'abcès tropical du foie fut faite en 1889. Mais le rôle de l'amibe était très discuté, car sa présence, trop fréquente aussi bien chez l'homme sain que chez l'homme malade, faisait mettre en doute son rôle pathogène. L'existence de deux amibes différentes - l'une pathogène, l'autre inoffensive - était suspectée et fut confirmée plus tard (*Entamoeba histolytica*, amibe pathogène, et *Entamoeba dispar*, amibe non pathogène).
Puis, le rôle des microbes fut suspecté. En 1888, à Alger, André Chantemesse (1851-1919) et Fernand Widal (1862-1929) isolèrent dans le contenu intestinal des malades atteints de dysenterie un bacille Gram négatif, qui, inoculé à l'animal, reproduisait la maladie. Le rôle des microbes fut démontré par Kiyoshi Shiga (1871-1957), un bactériologiste japonais, qui en 1898 lors d'une grave épidémie de dysenterie au Japon, avec plus de 90 000 cas et une mortalité de 30 %, découvrit *Sigella dysenteriae*, l'une des quatre shigelles, agents des dysenteries bacillaires ou shigelloses.

Annexe 5 - Brève histoire de la peste

La peste[193] est une maladie des rongeurs, transmise par leurs puces, due au développement dans l'organisme d'une entérobactérie gram négatif. Il existe deux modes principaux de transmission de l'animal à l'homme : la piqûre d'une puce infestée et la contamination inter-humaine directe en cas de peste pulmonaire. Il existe trois formes de peste : la forme bubonique ou peste fermée, la peste pulmonaire ou peste ouverte, d'une extrême contagiosité et la peste septicémique, forme terminale des formes précédentes.

La peste humaine sporadique se manifeste, en général, sous forme bubonique. La peste est une maladie à trois acteurs : « Le rat, la puce et le bubon ».

La peste est connue depuis l'antiquité. Trois grandes pandémies de peste sont survenues depuis l'ère chrétienne :

- la peste de Justinien qui, partie de Péluse en Égypte, a gagné l'Afrique, puis l'Europe (Italie, Gaule, Germanie) dans la deuxième moitié du VIe siècle ;
- la peste noire, partie de Chine, a été introduite en Sicile en 1347 par les navires génois, a touché toute l'Italie, l'Espagne, l'Angleterre, la France, et dont les ravages sont évoqués dans le Décameron du Florentin Boccaccio (1313-1375) ;
- la pandémie actuelle qui a débuté au Yunnan en Chine à la fin du XIXe siècle.

Dès le début de 1894, de nombreux cas de peste sont apparus au Yunnan où la maladie sévit constamment à l'état endémique. La peste atteint les ports : Canton, Hongkong, Bombay. Elle s'est disséminée par voie maritime pour atteindre Marseille en 1903.

C'est au début de la 3e pandémie que la peste est entrée dans sa période moderne. Alexandre Yersin (1863-1943) a découvert le microbe de la peste à Hongkong en 1894.

Yersin, Suisse par son père, Français par sa mère, a fait ses études à la Faculté de médecine de Lausanne. Blessé au bras lors d'une autopsie d'un mort atteint de rage, il a consulté Louis Pasteur (1822-1895) qui avait mis au point le vaccin contre la rage en 1885. Il devint l'ami d'Émile Roux (1853-1933) qui l'embaucha en 1888 au laboratoire de

---

193 Blanc F. Histoire de la peste, in Histoire des maladies exotiques, in *Histoire de la médecine, de la pharmacie, de l'art dentaire et de l'art vétérinaire*, tome VII, pp. 246-252. Albin Michel, Laffont, Tchou, éditeurs, Paris, 1980.

Pasteur à la rue d'Ulm à Paris. En septembre 1890, Yersin quitta le laboratoire « *pour explorer de nouvelles terres* ». Il a écrit dans son journal : « *J'avais toujours rêvé de découvrir du pays, d'explorer, quand on est jeune, rien ne semble impossible...* ». Sa volonté de partir était tellement forte que Pasteur écrivit au ministère des Affaires étrangères pour favoriser son départ : « *Ses connaissances, très étendues en médecine, lui ont valu le titre de docteur. Son avenir comme savant eut été brillant. Mais, tout à coup, à la suite des lectures nombreuses, il fut pris d'un désir ardent de voyages lointains et rien ne put le retenir auprès de nous. Je puis certifier que le Docteur Yersin est un homme des plus sérieux, d'une honnêteté à toute épreuve, d'un courage extraordinaire, possédant des connaissances aussi variées que précises, capable en un mot de faire grand honneur à notre pays* ».

Yersin[194] s'embarqua comme médecin des Messageries Maritimes vers l'Extrême-Orient, rencontra Albert Calmette (1863-1933) qui avait fondé un Institut Pasteur à Saigon. Calmette persuada Yersin d'entrer dans le Corps de Santé des Colonies. Yersin arriva à Nha-Trang à la fin mars 1892. Il installa un laboratoire de bactériologie, qui devint en 1895 l'Institut Pasteur de Nha-Trang. Alors que la peste faisait rage en Extrême-Orient, Yersin décida d'aller à Hongkong pour mener des recherches sur l'agent causal de la peste. Il y arriva après un groupe de chercheurs japonais conduit par Kitasato Shibasaburo (1853-1931). En dépit des difficultés d'ordre administratif créées par les autorités locales, Yersin put bâtir une paillote servant de laboratoire. Il y découvrit et identifia dans les bubons des malades et des morts le microbe : le bacille de Yersin (*Yersinia pestis*). Yersin établit l'identité de la peste murine et de la peste humaine en reproduisant la maladie chez le rat par l'inoculation de cultures de germes d'origine humaine. Ses travaux furent présentés à l'Académie des Sciences le 30 juillet 1894. De nombreux auteurs étrangers rapportèrent la primauté de la découverte du microbe de la peste à Kitasato. Celui-ci, qui recherchait le bacille dans le sang des malades, avait en fait isolé par hémoculture un pneumocoque. La communication de Kitasato avait précédé celle de Yersin de 23 jours. Kitasato lui-même a reconnu son erreur et la

---

[194] Ensemble d'auteurs. Alexandre Yersin. Un demi-siècle au Vietnam. Séminaire sur A. Yersin, Nha-Trang, 1 et 2 mars 1991. *Le Fonds culturel du Ministère de la culture, de l'information et des sports*. Hanoi, 1992, 160 p.

primauté de Yersin. Yersin écrivit à sa mère le 24 juin 1894 : « *J'ai déjà pu étudier une dizaine de cas, et il ne m'a pas été difficile de trouver le microbe qui pullule dans les bubons, dans les ganglions lymphatiques, la rate, etc. C'est un petit bâtonnet un peu plus long que large et qui se colore difficilement. Il tue les souris, les cobayes avec les lésions de la peste, je le trouve toujours ; pour moi, il n'y a pas de doute* ». *Il ajoute* « *J'aurai encore bien des choses à te raconter, mais il y a deux cadavres qui m'attendent, et ces Messieurs sont fort pressés paraît-il d'aller au cimetière. Adieu, Chère Maman, lave-toi les mains après avoir lu ma lettre pour ne pas gagner la peste. Ton fils, aff.* ».

Quatre ans après la découverte du bacille par Yersin, en 1898, Paul-Louis Simond (1858-1947), médecin du Corps de santé colonial, en service à l'Institut Pasteur de Saïgon, était appelé en mission à Karachi où sévissait une grave épidémie de peste bubonique. Il découvrit le rôle de la puce et expliqua la transmission de la peste[195]. Simond écrit : « *Ce jour-là, le 2 juin 1898, j'éprouvai une émotion inexprimable à la pensée que je venais de violer un secret qui angoissait l'humanité depuis l'apparition de la peste dans le monde* ». Simond rapporta sa découverte dans un mémoire intitulé « *Sur la propagation de la peste* » qui parut dans le numéro d'octobre 1898 des *Annales de l'Institut Pasteur*. La publication de Simond n'entraîna pas une conviction unanime. La transmission de la peste fut confirmée en 1906 par la Commission anglaise d'étude sur la peste en Inde.
La peste connaissait alors une diffusion sans précédent par la marine à vapeur et la découverte de Simond permettait, par la désinsectisation couplée à la dératisation, de couper la chaîne épidémiologique de la maladie.

En 1932, Georges Girard (1888-1985) et Jean Robic (1893-1968), médecins du Corps de santé colonial, pastoriens, mirent au point à l'Institut Pasteur de Madagascar, après 6 ans de travaux, un vaccin vivant, efficace contre la peste : la souche EV.
La peste était enfin conquise, son étiologie et son épidémiologie étant désormais connues. Le diagnostic se fait actuellement en quelques minutes par un test de diagnostic rapide au chevet des malades, ce qui permet d'engager immédiatement les mesures de lutte et de prévention :

---

195 Mollaret H.H. La découverte par Paul-Louis Simond du rôle de la puce dans la transmission de la peste. *Rev. Prat.* (Paris), 1991, 41,1947-1952.

antibiothérapie pour le malade, mesures de prévention pour l'entourage et désinsectisation de l'environnement pour tuer les puces vectrices de la maladie. Mais la peste est loin d'être vaincue.
L'existence de foyers « naturels », zones où règnent des conditions écologiques favorables à la survie prolongée du bacille de Yersin et où alternent enzooties et périodes de silence, explique qu'après de nombreuses années sans manifestation clinique, la peste humaine fasse sa réapparition, comme à Madagascar où la peste a ré-émergé dans la capitale à Antananarivo et au port de Mahajanga après respectivement 28 ans (1953-1981) et 63 ans (1928-1991) de silence.
Au cours de la deuxième moitié du XXe siècle, l'avènement de l'antibiothérapie et le renforcement des mesures de santé publique ont réduit la morbidité et la mortalité dues à la peste, mais ne l'ont pas fait disparaître. Les mesures de prévention reposent sur les mêmes gestes barrières que pour La Covid 19. L'histoire se répète…
Une grave épidémie de peste pulmonaire a atteint en 2017 la région d'Antananarivo et de Toamasina à Madagascar. Des cas sporadiques de peste sont régulièrement rapportés en Mongolie et en Chine.

Yersinia pestis est également un agent du bioterrorisme. En Mandchourie pendant la guerre sino-japonaise (1937-1945), une unité de guerre biologique de l'armée impériale japonaise dirigée par un médecin microbiologique, Shiro Ishii (1892-1959) - un criminel de guerre - a dirigé l'unité 731 qui a produit en grande quantité de bacilles pesteux. La ville de Ning-Po, au sud de Shanghai, a été bombardée en octobre 1940 avec des bombes en céramique contenant des puces porteuses de la peste. On compta 600 morts. Shiro Ishii a été comparé à son homologue allemand nazi, le docteur Josef Mengele (1911-1979) et a bénéficié comme lui, de la même impunité.

CONCLUSION

Ce livre traite du rôle des médecins dans les expéditions menées par la France du XVIe au XIXe siècle dans l'océan Indien et dans l'océan Pacifique, qui ont été d'abord, au cours des circumnavigations, des missions de découverte et d'exploration, puis des expéditions à visée commerciale. Par la suite, ces expéditions ont entraîné des conflits larvés et des luttes d'influence sur mer et sur terre entre les grandes puissances maritimes européennes - principalement la France et la Grande-Bretagne - avant d'être des expéditions de colonisation entraînant des guerres avec les populations autochtones comme la guerre franco-tahitienne de1843-1847 et les révoltes des Kanaks en Nouvelle-Calédonie, dont celle de 1878 fut l'une des plus sanglantes.

Médecins, chirurgiens et apothicaires embarqués étaient des naturalistes, menant des observations botaniques, zoologiques, géologiques et chargés de rapporter de nombreux spécimens de plantes et d'animaux, afin d'enrichir les collections royales et les muséums, dont le Muséum d'histoire Naturelle.

Les maladies infectieuses demeuraient un fléau permanent et une cause majeure de décès. Connu dès le début du XVIe siècle, lors des premiers voyages aux Indes des marins portugais, le scorbut fut très meurtrier sur mer, mais aussi sur terre.

Nous avons donné en annexes quelques brèves notions historiques sur des maladies observées au cours de ces expéditions lorsqu'elles étaient citées dans le texte, et lorsqu'elles n'avaient pas été traitées dans le livre précèdent sur les Médecins français aux Amériques.

REMERCIEMENTS

Les biographies et les photographies des médecins et pharmaciens ont été empruntées, avec l’autorisation de leurs auteurs, au « *Dictionnaire des médecins, chirurgiens et pharmaciens de la marine* » de Bernard Brisou[196] et Michel Sardet, paru en 2010 et aux « *Devoirs de Mémoire, Association Ceux du Pharo* » de Francis Louis[197], parus en 2018.

Les auteurs tiennent à remercier pour leurs contributions à cet ouvrage, les camarades de l’École de Santé Navale à Bordeaux et de l’École du Pharo de Marseille : Michel Sardet, Francis Louis, André Borgomano, Jean-Pierre Cohat, Pierre Delahodde, Louis-Armand Héraut, Joël Le Bras, Jean-Louis Lesbordes, Yves Ramiara, Jacques Martin, Jean-Louis Sarthou, Yves Buisson, Jean-Louis Bussière.

Ainsi que : Julie Escoffier-Aubry, Arnaud Allègre-Aubry, Christian Domengeau-Viguerie.

Un remerciement tout particulier à Rémy Dufour pour les illustrations de couverture réalisées par son ancêtre Georges Dufour.

Les auteurs remercient également : Jacques Leclerc ; Jérôme van Wijland, conservateur en chef de la bibliothèque de l’Académie Nationale de Médecine ; les Archives nationales d’outre-mer ; Michaël Davy du CeRis de l’Institut Pasteur qui leur ont permis de reproduire certains documents et cartes.

Enfin, cet ouvrage n’aurait jamais pu être mis entre vos mains sans la confiance renouvelée des Éditions l’Harmattan en la qualité de nos écrits et celle, en particulier, du docteur Xavier Riaud, écrivain et directeur de la collection *Médecine à travers les siècles.* Nous remercions également Perrine Fourgeaud, des éditions l’Harmattan, pour son aide précieuse.

---

[196] Brisou B, Sardet M. *Op. cit.*
[197] Louis F *Op. cit.*

TABLE DES FIGURES

Des mêmes auteurs

La France et ses médecins aux Amériques du XVIe au XIXe siècle. Éditions L'Harmattan, 2021, 188 pages. P. Aubry P, B.-A. Gaüzère.

Médecins et expéditions coloniales françaises au XIXe siècle (Afrique noire et Madagascar). Éditions L'Harmattan 2020, 198 pages. P. Aubry P, B-A. Gaüzère.

Jean et Charles-Guillaume Viguerie et la chirurgie toulousaine aux XVIIIe et XIXe siècles. P. Aubry avec la collaboration de B.-A. Gaüzère. Éditions l'Harmattan, 2018.

Médecin conchyliologue et océan Indopacifique. P. Aubry avec la collaboration de B.-A. Gaüzère. Éditions l'Harmattan, 2018.

Histoire de la médecine à l'île Bourbon – La Réunion. B.-A. Gaüzère, P. Aubry. Éditions l'Harmattan, 2017. Deux tomes.

Passeport santé pour l'Afrique. P. Aubry, B.-A. Gaüzère. Éditions universitaires européennes, 2015.

Histoire des eaux thermales à La Réunion (Cilaos, Hell-Bourg, Mafate, Bras Cabot). B.-A. Gaüzère, P. Aubry. Éditions Azalées, 2012.

Splendeurs et dangers de la faune marine. P. Aubry, B.-A. Gaüzère. Éditions Xavier Montauban, Paris, 2010.

Passeport santé pour le grand océan Indien. B.-A. Gaüzère, P. Aubry. Éditions Azalées. 2006, Réunion.

Le chik, le choc, le chèque. B.-A. Gaüzère, P. Aubry. Éditions Azalées. 2006, Réunion.

Cas cliniques en Médecine Tropicale. Aubry P., Touze J.E. La Duraulié Éditions, mars 1990.

Les agrégés du Pharo. Thérapeutique en Médecine Tropicale Diffusion Générale de Librairie, édit, 1986, Marseille.

B.-A. Gaüzère, P. Aubry. Site internet d'enseignement de la médecine tropicale depuis 2002 www.medecinetropicale.com

Structures éditoriales du groupe L'Harmattan

L'Harmattan Italie
Via degli Artisti, 15
10124 Torino
harmattan.italia@gmail.com

L'Harmattan Hongrie
Kossuth l. u. 14-16.
1053 Budapest
harmattan@harmattan.hu

L'Harmattan Sénégal
10 VDN en face Mermoz
BP 45034 Dakar-Fann
senharmattan@gmail.com

L'Harmattan Cameroun
TSINGA/FECAFOOT
BP 11486 Yaoundé
inkoukam@gmail.com

L'Harmattan Burkina Faso
Achille Somé – tengnule@hotmail.fr

L'Harmattan Guinée
Almamya, rue KA 028 OKB Agency
BP 3470 Conakry
harmattanguinee@yahoo.fr

L'Harmattan RDC
185, avenue Nyangwe
Commune de Lingwala – Kinshasa
matangilamusadila@yahoo.fr

L'Harmattan Congo
67, boulevard Denis-Sassou-N'Guesso
BP 2874 Brazzaville
harmattan.congo@yahoo.fr

L'Harmattan Mali
ACI 2000 - Immeuble Mgr Jean Marie Cisse
Bureau 10
BP 145 Bamako-Mali
mali@harmattan.fr

L'Harmattan Togo
Djidjole – Lomé
Maison Amela
face EPP BATOME
ddamela@aol.com

L'Harmattan Côte d'Ivoire
Résidence Karl – Cité des Arts
Abidjan-Cocody
03 BP 1588 Abidjan
espace_harmattan.ci@hotmail.fr

Nos librairies en France

Librairie internationale
16, rue des Écoles
75005 Paris
librairie.internationale@harmattan.fr
01 40 46 79 11
www.librairieharmattan.com

Librairie des savoirs
21, rue des Écoles
75005 Paris
librairie.sh@harmattan.fr
01 46 34 13 71
www.librairieharmattansh.com

Librairie Le Lucernaire
53, rue Notre-Dame-des-Champs
75006 Paris
librairie@lucernaire.fr
01 42 22 67 13

www.ingramcontent.com/pod-product-compliance
Lightning Source LLC
LaVergne TN
LVHW021213061026
849535LV00008B/2715